宫颈疾病与HPV疫苗科普知识

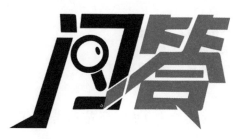

问答

名誉主编 丁 任

主 编 赵 艳

副主编 黄骊莉

编 委（按姓氏拼音排序）

常春艳 陈晓辉 高岩岩 顾 青

金全芳 吴 嫣 张 琰

绘 图 陈天薇 赵艳贞

上海大学出版社

图书在版编目（CIP）数据

宫颈疾病与 HPV 疫苗科普知识问答 / 赵艳主编 . ——
上海：上海大学出版社，2023.8
（健康科普，你我同行）
ISBN 978-7-5671-4770-6

Ⅰ . ①宫… Ⅱ . ①赵… Ⅲ . ①子宫颈疾病 – 诊疗 – 普
及读物②乳头状瘤病毒 – 疫苗 – 预防接种 – 普及读物
Ⅳ . ① R711.74-49 ② R373.9-49

中国国家版本馆 CIP 数据核字 (2023) 第 133835 号

责任编辑　　陈　露
书籍设计　　缪炎栩
技术编辑　　金　鑫　钱宇坤

宫颈疾病与 *HPV* 疫苗科普知识问答
赵　艳　主编

出 版 发 行　　上海大学出版社出版发行
地　　　址　　上海市上大路 99 号
邮 政 编 码　　200444
网　　　址　　www.shupress.cn
发 行 热 线　　021-66135109
出 版 人　　戴骏豪

印　　　刷　　上海普顺印刷包装有限公司印刷
经　　　销　　各地新华书店
开　　　本　　890mm×1240mm　1/32
印　　　张　　4.25
字　　　数　　110 千
版　　　次　　2023 年 8 月第 1 版
印　　　次　　2023 年 8 月第 1 次
书　　　号　　ISBN 978-7-5671-4770-6/R·35
定　　　价　　45.00 元

致读者

　　生殖道人乳头瘤病毒（human papilloma virus，HPV）感染通常是性接触传染的。低危型 HPV 感染表现为寻常疣、生殖器疣（尖锐湿疣）等症状，而高危型 HPV 持续感染就有可能会引起女性宫颈癌的发生。

　　2020 年，世界卫生组织（WHO）发布了《加速消除宫颈癌全球战略》。这标志着全球首次承诺消除一种癌症，到 2030 年需实现下列目标：90% 的女孩在 15 岁之前完成 HPV 疫苗接种；70% 的妇女在 35 岁和 45 岁之前接受高效检测方法筛查；90% 确诊宫颈疾病的妇女得到治疗（90% 癌前病变阳性妇女得到治疗，90% 浸润性癌病例得到管理）。

　　我国宫颈癌发病率居高不下，位列我国女性恶性肿瘤的第 2 位，防控形势异常严峻。我国高度重视宫颈癌的防控工作，在 HPV 疫苗没有完成全面接种的前提下，适龄人群的筛查仍是宫颈癌防控工作的重中之重，加强对宫颈癌患者的早期发现、及时治疗、严格随访非常重要。

　　从医学上来说，虽然宫颈癌的诊断和治疗技术已经取得了很大的进展和成绩，但普通大众对 HPV、HPV 疫苗及宫颈良性疾病的认知仍然存在很多误区。

　　在临床工作中，常常有患者对我们这样说：

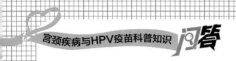

"她们说 HPV 阳性就是性生活不检点"

"她们说 HPV 阳性就要得宫颈癌了"

"她们说 HPV 阳性不可以打 HPV 疫苗"

......

现在人群面对的是资讯爆炸的时代，但信息真假难辨、资讯良莠不齐，"她们"的声音在横行，权威的声音几乎被淹没。本书正是基于这样的现实，我们试图将多年的学识、临床经验的沉淀和累积，以浅显易懂的文字向大众介绍宫颈疾病和 HPV 疫苗的专业知识，避免因各种"不了解"而产生遗憾，避免因科学正确的知识没有普及而发生的无奈，这是医务工作者的责任之一。

本书包括了与宫颈疾病、HPV 感染、HPV 疫苗相关的多个常见话题，以简洁明了的文字，对宫颈病变进行了比较全面的科普，解答了患者在诊疗过程中经常会产生的疑问。本书参考了国内外 HPV 及疫苗相关的指南、专家共识、研究结果，阅读本书能从中找到较全面且规范的指导和建议，从而做好自身防范、筛查和治疗，树立正确的防癌观念，进一步减少宫颈癌的发生。广大女性朋友们可以将这本科普书当作宫颈健康的启蒙读物。本书也可供对宫颈疾病有需求了解的女性以及妇产科青年医务工作者研读。

本书的出版得到了上海市赵艳母婴健康创新工作室的大力支持，编著者均为上海市宝山区中西医结合医院临床医生，来自妇科、产科和中医妇科等各专业。本书自 2022 年启动编写，耗时 1 年终于付梓，在此要感谢每一位参编人员，她们在繁忙的工作之余坚持不懈、共同研讨，终于捧出这本凝聚多年所学、用于宫颈疾病科普的作品！感谢她们的辛勤劳动及兢兢业业、一丝不苟的奉献精神！希望本书的出版能够对广大女性朋友有所帮助，这也是我们的初心所在！

赵艳 黄骊莉

2023 年 5 月

目 录

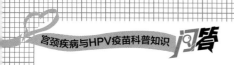

第二篇　HPV 篇

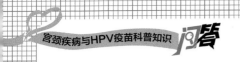

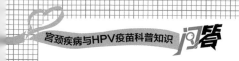

第三篇　HPV 疫苗篇

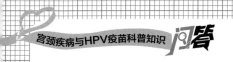

第 *1* 篇

宫颈疾病篇

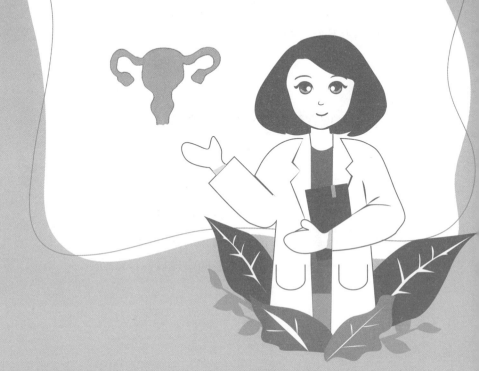

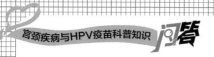

1 宫颈息肉是什么原因导致的?

息肉大多数人都不陌生。息肉本质上就是指局部黏膜组织增生而形成的赘生物。息肉可以出现在身体的很多部位,如宫颈、鼻腔、声带、胆囊、肠道等,都可以出现息肉。

宫颈息肉是妇科常见的良性疾病。宫颈息肉往往源于慢性宫颈炎长期刺激的结果,慢性炎症长期刺激宫颈黏膜,使得宫颈管局部黏膜增生,最终形成息肉。宫颈息肉形态各异,有些直接长在宫颈表面,有些从宫颈管突出。

2 体检发现宫颈息肉需要动手术吗?

如果息肉很小,而且没有引起任何症状,如不规则出血等,定期随访就可以;如果息肉比较大(＞1厘米),或者有性生活后出血、分泌物很多等症状,一般建议手术摘除,根据术后的病理报告再定期随访。

3 宫颈息肉会出血吗?

　　宫颈息肉大多质地比较柔软、不会出血,因此宫颈息肉大多没有什么症状,常在妇科检查时被医生发现。

　　有些宫颈息肉会有比较轻微的症状,如性生活后出血、阴道异常出血、白带异常等。

　　少数容易发生接触性出血,如在进行性生活或妇科检查触碰到宫颈息肉的时候,可能会引起出血,但出血量比较少,而且很快能止住。

　　出血是一个信号,需要尽快到医院检查。

4 宫颈息肉影响受孕吗?

　　绝大部分的宫颈息肉并不会影响受孕,也不会导致不孕,除非息肉特别大并且堵塞了宫颈管,可能会影响精子的必经之路,当然这种情况比较少见。

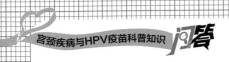

5 宫颈息肉可以正常性生活吗?

　　宫颈息肉是因为宫颈局部受炎症的长期刺激,组织增生,这些增生的组织向外突出,突出宫颈口以外就形成了息肉。宫颈息肉多属良性,但有极少数会恶变。宫颈息肉患者一般没有特殊不适,多数是在妇科检查时才被发现。少数较大的宫颈息肉可有不规则少量阴道流血。宫颈息肉外形大小不等、形状不一,有的带蒂或是蒂深入至宫颈管内,触之出血。

　　宫颈息肉虽多数是良性的,但如果性生活时会有出血,或反复有阴道流血影响性生活则建议手术,并送病理检查。由于宫颈息肉易于复发,手术切除后还可再长,因此,应定期妇科检查并排除恶变。手术后 1 个月就能恢复性生活。

6 宫颈息肉会自行消失吗?

　　宫颈息肉有时确实会自行消失。因为这种息肉是带"根"的,而且"根"十分细,会在月经来潮、性生活或者做妇科检查的时候,根部自行断裂,息肉会排出,但这种情况在临床上较为少见。

大部分息肉"根"比较壮实或者扎根在宫颈管里，平时会缩在宫颈管里，月经前会"冒头"，这就需要医生检查后才能明确。

7 宫颈息肉会癌变吗?

宫颈息肉绝大部分是良性的，但也有极少数宫颈息肉会恶变，需要定期妇科检查。

宫颈息肉癌变率非常低，真正引起宫颈癌的原因，是高危的 HPV 感染。不要轻信"江湖郎中"，发现息肉也不用遮遮掩掩，息肉不是"性病"，去正规医院的门诊就医，及时安排检查和治疗。

8 宫颈息肉如何治疗?

宫颈息肉和慢性炎症有关，需要定期做宫颈癌筛查，包括液基薄层细胞学检测 (thin-prep cytologic test，TCT) 和 HPV 检查。正常的宫颈息肉，比较小的是可以继续观察的；如果息肉较大，还是做手术更好，因为容易引起出血和白带增多。术后追踪病理结果，定期随访就可以了。

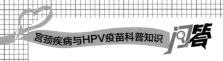

9 宫颈糜烂是什么原因导致的?

　　宫颈糜烂是一种常见的生理现象,一般指宫颈柱状上皮异位,因雌激素的作用,宫颈管柱状上皮外移至宫颈管外口,由于柱状上皮菲薄,其下间质透出、呈红色,肉眼看似糜烂,故过去多称为"宫颈糜烂"。

10 宫颈糜烂有什么症状吗?

　　一般没有症状。

　　如果出现宫颈感染,可能有白带增多、接触性出血、外阴不适、腰部酸痛等宫颈炎的表现,这时需要尽快至医院就诊。

11 宫颈糜烂和性生活有关系吗?

　　两者没有关系。

　　宫颈糜烂不是病,专业的医学书上已经废除了"宫颈糜烂"的说法。由于雌激素的刺激,导致宫颈管柱状上皮外移，由于柱状上皮菲薄，其下间质透出，呈红色，肉眼看似糜烂，使宫颈外观呈糜烂样状态，是一种生理现象，一般和性生活没有明显关系，没有性生活的女性也会表现为宫颈糜烂样改变。

12 宫颈糜烂可以进行性生活吗？

可以。

但是要注意性生活的卫生，如果出现性生活后接触性出血的症状，需要去正规医院的妇科完善宫颈 TCT 和 HPV 检查。

13 宫颈糜烂可以自愈吗？

宫颈糜烂不是病，它只是宫颈外观的一个描述，绝大多数是生理现象。同一个人在不同时期，宫颈外观是会发生变化的，如孕期宫颈外观是糜烂表现的，产后复查宫颈外观可能就是光滑的。

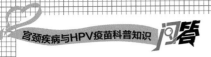

14 宫颈糜烂需要治疗吗?

一般不需要治疗,定期做宫颈 TCT 和 HPV 检查即可。

15 宫颈糜烂饮食上有忌口吗?

饮食上没有忌口,正常饮食即可。

16 宫颈糜烂可以做宫颈 TCT 和 HPV 检查吗?

可以。

建议有性生活的女性定期至医院做宫颈 TCT 和 HPV 检查有无宫颈病变。

17 宫颈糜烂是不是容易发展成宫颈癌?

宫颈糜烂不是病,是一种生理现象。

8

宫颈癌或者癌前病变的宫颈外观有时看起来像糜烂，但并不是说宫颈糜烂就是宫颈癌。想要判断是不是宫颈癌，很简单，做宫颈 TCT 和 HPV 检查，必要时做阴道镜评估及宫颈活检，只要没有病变，就不用担心。

18 宫颈糜烂影响受孕吗？

不会。

但如果合并宫颈病原体感染，发展为盆腔炎，会有输卵管积水、输卵管炎症，可能会导致输卵管性不孕。

19 宫颈重度糜烂，需要治疗吗？

宫颈糜烂本身不是疾病，是一种正常的生理现象。但这样的改变超过宫颈表面积的 2/3 时称为宫颈重度糜烂样改变。一般宫颈糜烂样改变无须治疗，有严重症状时需进行治疗。如出现性生活出血、久治不愈的白带增多，经宫颈癌筛查排除宫颈癌变或癌前病变，可通过激光、冷冻、微波，甚至宫颈环形电切术（LEEP术）等方法破坏宫颈表面的柱状上皮，使鳞状上皮覆盖于宫颈表面而达到治愈的目的。

20 宫颈囊肿是什么原因导致的？

宫颈囊肿绝大多数情况下是子宫颈的生理性变化。子宫颈转化区内鳞状上皮取代柱状上皮的过程中，新生的鳞状上皮覆盖子宫颈腺管口或伸入腺管，将腺管口阻塞，导致腺体分泌物引流受阻，潴留形成囊肿。子宫颈局部损伤或子宫颈慢性炎症使腺管口狭窄，也可导致宫颈囊肿形成。

21 妇女妇科疾病普查发现宫颈囊肿需要治疗吗？

宫颈囊肿是宫颈慢性炎症的一种表现，基本不会恶变。宫颈囊肿多在1厘米以内，大的可至几厘米，也可以小到几毫米，因人而异的，一般没有症状不需要治疗。

如果存在宫颈急性感染，或囊肿本身感染的情况，则需要抗炎治疗。

需要提醒的是，虽然宫颈囊肿本身不会癌变，但定期的宫颈癌筛查是每个女性都需要做的。

22 宫颈囊肿跟性生活有关系吗?

宫颈囊肿跟性生活没有直接关系，宫颈囊肿绝大多数情况下是宫颈的生理性变化，也与宫颈局部损伤和慢性宫颈炎症有关，如因不洁性生活引起宫颈炎症，导致宫颈腺管阻塞，可发生宫颈囊肿。

23 宫颈囊肿是肿瘤吗?

不是。

很多人听到囊肿，第一反应就是肿瘤，要求开刀。对于宫颈囊肿来说其实不然。宫颈囊肿的本质是因宫颈慢性炎症等原因，宫颈腺管阻塞，腺体分泌的黏液无法排出，慢慢聚集形成囊肿。一般不会引起不适，无须处理，也无须治疗。

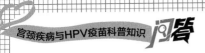

24 宫颈囊肿患者进行性生活后会破裂吗？

　　一般不会。

　　宫颈囊肿大多数情况下是宫颈生理性变化，一般没有临床症状。如有性生活后阴道出血，建议至医院完善宫颈 TCT 和 HPV 检查。

25 宫颈囊肿每位女性都有吗？

　　并非所有的女性都有宫颈囊肿。宫颈囊肿绝大多数情况下是宫颈的生理性变化，或与宫颈局部损伤和慢性宫颈炎有关。

26 宫颈囊肿影响受孕吗？

　　不影响。

　　宫颈囊肿大多数情况下是宫颈的生理性变化，或由宫颈局部损伤或慢性宫颈炎导致，一般对宫颈功能没有影响，也不会影响受孕。如宫颈囊肿过大阻塞宫颈口或继发盆腔感染，可能会影响受孕。

27 宫颈囊肿能自愈吗?

　　宫颈囊肿一般不会自行消失,也不会恶变,大多数情况下是宫颈的慢性炎症的一种表现,一般没有症状,也不需要治疗。

28 宫颈肥大是什么原因导致的?

　　准确说来,宫颈肥大是医生在做妇科检查时对宫颈外观的一种描述。此时的宫颈的体积较正常增大,可能是炎症刺激导致宫颈组织水肿、充血;也可能是由于炎症导致宫颈的腺体开口堵塞,分泌的黏液不能排出,形成大小不等的囊肿,也就是临床上所说的"宫颈腺囊肿"。

29 宫颈肥大需要手术吗?

　　多数宫颈肥大患者没有症状,有些会出现白带增多的情况。如果排除宫颈肿瘤或者宫颈肌瘤的情况,多数宫颈肥大不需要治疗。

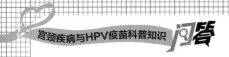

30 宫颈肥大影响性生活吗?

　　如果没有白带增多、异味或者出血的话通常不需要处理,并不影响性生活。在日常生活中,需要注意私处卫生,避免高危不洁的性生活,同房时可以使用避孕套。

31 宫颈肥大影响受孕吗?

　　宫颈是精子必经的通道,"数以万计"的精子从阴道通过宫颈管到达宫腔。正常的宫颈直径约3厘米,因此,宫颈直径较大,如果宫颈管没有堵塞,则不会影响受孕。

32 宫颈肥大有什么危害吗?

　　宫颈肥大是慢性宫颈炎的一种表现,炎症刺激引起的宫颈间质增生、体积变大、质地变硬,或者宫颈腺体里的黏液排出不畅,引起宫颈腺囊肿,一般没有症状。在妇科常规宫颈筛查时结果正常，一般不需要做处理，也没有什么危害。

33 宫颈肥大会自愈吗?

不会自愈，宫颈肥大是慢性宫颈炎的表现，多数是由于慢性炎症长期刺激导致腺体及间质增生所引起的一种病变。如果没有异常症状是不需要进行治疗的，定期进行常规宫颈检查就行。

34 每个女人都有宫颈肥大吗?

宫颈肥大是慢性宫颈炎的表现，有性生活或者阴道分娩的女性，宫颈在慢性炎症的刺激下，间质增生，但不是所有的女性都有宫颈肥大。

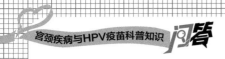

35 宫颈肥大跟性生活有关系吗?

宫颈肥大与频繁的性生活有一定关系,但并不是只有性生活频繁才会引起宫颈肥大,如多次人流、阴道分娩、上节育环等炎性刺激或宫颈受损后都会引起宫颈肥大。不能因噎废食而害怕性生活了,这会影响夫妻之间的亲密感。

36 宫颈肥大会引起宫颈癌吗?

单纯炎症刺激导致的宫颈肥大不会直接引起宫颈癌,宫颈肥大是否可以引起宫颈癌取决于以下两点:

第一,是否有高危型HPV病毒感染所致;第二,宫颈细胞是否发生病变。若宫颈肥大确定为感染高危型HPV,并且出现宫颈细胞病变,则可能引起宫颈癌。宫颈癌是严重影响女性生命健康的恶性肿瘤之一,高发年龄段在33～55岁。

37 宫颈炎是什么原因导致的?

　　宫颈炎是一种常见的妇科病。宫颈炎大多发生于机体抵抗力低下或宫颈受伤时。

　　宫颈炎的高危因素包括年龄 < 25 岁、有多个性伴侣、感染性传播性疾病、酗酒、吸毒、宫颈局部创伤、辐射、阴道过度冲洗、全身炎症、恶性肿瘤等。

　　宫颈炎通常无特殊不适症状，但也可表现为阴道分泌物异常、白带增多，甚至出现血性白带，严重时可有腰痛、下腹痛、阴道疼痛、性交痛、性交后出血等。

　　宫颈炎分为急性宫颈炎和慢性宫颈炎，多见于育龄期妇女。急性宫颈炎由宫颈受损、感染、多种病原体等因素导致；慢性宫颈炎多由急性宫颈炎迁延而导致。

38 宫颈炎有什么症状?

　　急性宫颈炎主要表现为白带增多、宫颈红肿、宫颈管黏膜水肿；慢性宫颈炎有宫颈肥大、宫颈息肉、宫颈腺囊肿等。通过妇科及白带检查，必要时可做分泌物培养，就能明确诊断。

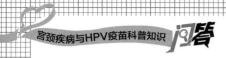

39 宫颈炎与性生活有关系吗?

　　宫颈炎与性生活有一定的关系,过度频繁又粗暴的性生活,可能会加重宫颈炎。慢性宫颈炎是由于流产、分娩、手术损伤、病原体侵入而引起的感染。主要表现为白带增多、有异味,性生活出血、白带血丝等症状。及时就医,做白带检查、病原体检查、宫颈 TCT 和 HPV 检查,找出原因对症治疗,在炎症发作期间暂时避免性生活,让女性的机体得到休整,是有必要的。

40 宫颈炎能自愈吗?

　　宫颈炎,不管是急性的还是慢性的,自愈极为缓慢,最好是去正规医院检查,配合药物或物理治疗、手术治疗等。急性宫颈炎主要采取抗生素治疗,以全身治疗为主,力求彻底。慢性宫颈炎以局部治疗为主,不同病变采用不同的治疗方法。治疗期间忌食辛辣、刺激食物,忌烟酒。

41 宫颈炎会变成宫颈癌吗?

宫颈炎最常见的病原体,是沙眼衣原体、淋病奈瑟球菌、葡萄球菌、链球菌等感染所致;宫颈癌的原因是高危型 HPV 持续感染。宫颈炎会导致局部免疫力下降,从而易感 HPV。从外观上看很难区分是宫颈炎或者早期宫颈癌,通过 TCT 和 HPV 检查、病原体检查等可以及时发现问题,早诊断、早治疗。

42 宫颈炎可以进行性生活吗?

这也是要分开来说的。

急性宫颈炎时,患者会出现白带增多、发烧、腹痛、白带带血丝等症状,性生活可能会加重炎症,导致逆行感染如子宫内膜炎、盆腔炎等情况。所以这个时期需要的是配合药物治疗,急性炎症期应禁止性生活。

慢性宫颈炎症状不严重时可以进行性生活。

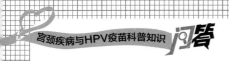

43 宫颈炎如何治疗?

宫颈炎的常见病原体不同,治疗方式也不同。根据病原体培养结果,可以选择有效的抗生素治疗。病原体为沙眼衣原体及淋病奈瑟球菌,还应对其性伴侣进行相应的检查及治疗。如果是宫颈息肉则首选手术摘除,物理治疗适用于糜烂面积较大、炎症浸润较深的患者。冷冻、激光和聚焦超声等是主要的物理治疗方法,物理治疗不像手术治疗有破坏性,而且治疗疗程短,一般一次即可治愈,疗效显著,在月经干净后的 3 ~ 7 天就可以进行。

44 宫颈炎长期不治疗有什么后果吗?

急性宫颈炎临床通常表现为下腹痛、白带增多、腰骶部疼痛,甚至会出现白带混合血丝。急性宫颈炎通常是由于宫颈部位的病原体急性感染,如果不治疗,通常可能会逆行到宫腔或双侧输卵管,造成盆腔炎,继发不孕,甚至导致宫外孕。对于出现症状的急性宫颈炎,通常建议患者进行积极治疗,务求彻底。

宫颈肥大、宫颈腺囊肿、宫颈息肉或宫颈瘢痕等，均属于宫颈慢性炎症的表现。对于宫颈肥大、宫颈腺囊肿这两类慢性宫颈炎，通常不需要进行特殊治疗；如果患者有宫颈息肉，则建议手术摘除，以免恶变。

45 白带检查能发现宫颈炎吗？

白带检查并不能查出宫颈炎，白带检查主要是反映女性阴道内是否存在炎症。但在妇科检查时可以直观地看到宫颈肥大、充血、红肿等表现。当宫颈管内有脓性分泌物，白带检查异常可以初步诊断为宫颈炎。

46 宫颈炎影响受孕吗？

急性宫颈炎时肯定是不建议受孕的，治疗好之后才可以受孕。很多女性都会存在慢性宫颈炎，没有症状的慢性宫颈炎患者，通常不考虑治疗。慢性的宫颈炎症通过详细的妇科检查，排除宫颈肿瘤，不影响受孕的。

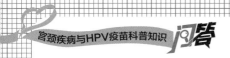

47 患了宫颈炎有什么饮食禁忌吗?

急性宫颈炎时应该尽量注意清淡饮食,少吃辛辣、刺激性特别强的食物,如酒精、辣椒、芥末之类,吃后血液循环加速,导致血管扩张引发宫颈黏膜充血水肿,加重宫颈炎的症状。慢性炎症不受饮食影响。

宫颈炎患者平时可以适量多吃一些新鲜的水果、蔬菜,能够提高身体的免疫力,增强抗病能力。私密处也要注意卫生,保持阴部的干燥清洁,内衣裤洗好后应在太阳下晾晒,能够杀灭病毒和细菌,避免反复发作。

48 什么是宫颈癌三级预防策略?

2008 年《中国宫颈癌综合防控指南》指出了宫颈癌的三级预防策略。

一级预防:开展健康教育和接种预防性 HPV 疫苗。

二级预防:宫颈癌定期筛查。

我国目前推荐筛查起始年龄:21 ~ 30 岁。

≥ 65 岁,若过去 10 年内每 3 年 1 次连续 3 次细胞学检查无异常或每 5 年一次连续 2 次 HPV 检查阴性，则不需要继续筛查。

三级预防：及时合适的治疗。

早期的宫颈癌是可以治愈的。即使是到了中晚期才发现，同样也可以通过积极的治疗（手术、放疗、化疗等），从而达到延长生命、改善生活质量的目的。

49 宫颈癌高危人群有哪些？

（1）年龄在 40 岁以上的女性；

（2）初次性生活早于 18 岁的女性；

（3）自己有多位性伴侣，或配偶有多位性伴侣的女性；

（4）长期口服避孕药，或有早产、多孕经历的女性；

（5）曾感染 HPV、单纯疱疹病毒、人类免疫缺陷病毒 (human immunodeficiency virus，HIV)，或曾罹患其他性病的患者；

（6）长期抽烟、吸毒、营养不良的女性；

（7）患有慢性宫颈炎、宫颈糜烂、宫颈撕裂、白斑或有癌前病变的女性；

（8）宫颈重度不典型增生患者；

（9）曾与患有阴茎癌或前列腺癌高危的男性

有性接触的女性；

（10）从未参加宫颈癌筛查的女性；

（11）家族中母亲或姐妹患有宫颈癌的女性。

50 如何尽早发现宫颈癌？

（1）B超和宫颈刮片：容易漏诊致命病变。B超是妇科检查的常见项目，可了解子宫内膜的厚度，宫腔内有无息肉、肌瘤、内膜癌等异常，卵巢、输卵管有无肿瘤等，但B超无法看到宫颈的细胞变化，查不出癌前病变。既往人们采用宫颈刮片筛查宫颈癌，宫颈刮片经济便宜，但诊断阳性率低，很难发现癌前病变。

（2）TCT和HPV：尽量做。医学界公认宫颈癌的成熟检查方式是TCT及HPV检查，两者结合对宫颈癌前病变的检出率达90%以上。

妇产科专家建议21～65岁都应常规TCT和HPV检查以筛查宫颈癌，或从有性生活3年后开始筛查。如果经济条件允许，21岁以后做妇科检查可同时做TCT和HPV检查；如果经济条件一般，也应至少每隔3年做1次HPV，检出阳性后再查TCT。若TCT未发现癌前病变，可以等半年再查1

次高危型 HPV；如果 TCT 和 HPV 都正常，可每隔 5 年检查 1 次，直到 65 岁。

要想尽早发现宫颈癌，重在定期筛查。

51 怎样预防宫颈癌？

首先，最关键是通过健康教育与预防性 HPV 疫苗接种。

其次，对癌前病变进行筛查、诊断和治疗来预防，如定期的宫颈细胞学检查和 HPV 检查。

结合我国目前宫颈癌发病年龄特点，筛查起始年龄在 21 岁。

细胞学检查包括 TCT、LCT 检查（液基薄层细胞检测）。

高危型 HPV 检查时，若检查结果都正常，仍需要定期进行筛查；若检查结果异常，则需要行阴道镜评估和诊断，通过阴道镜检查更易准确获取病变组织，经送病理检查后，才能确诊有无癌前病变或宫颈癌。

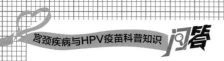

52 宫颈癌能否被早期识别？

宫颈癌的 3 个早期信号，大家千万不要忽视，可能会表现如下：

（1）接触性出血：即性生活或妇科检查后阴道流血。

（2）阴道不规则出血：非月经期出现阴道出血，或经期延长、经量增多。老年患者常为绝经后不规则阴道流血。出血量根据病灶大小、侵犯间质内血管情况而不同，若病灶长到大血管上可引起大出血。

（3）阴道排液异常：多数患者有白色或血性、稀薄如水样或米泔状、有腥臭味的阴道排液。

53 怎样预防宫颈病变？

接种 HPV 疫苗；养成良好的卫生习惯；加强身体锻炼，增强体质；定期进行宫颈癌筛查，及时发现并治疗宫颈病变。

54 宫颈癌的筛查人群及方法有哪些?

　　有两组人群有必要进行宫颈癌筛查:

　　第一组是普通人群,通常是指 21 岁以上有性生活的女性应该定期进行筛查;

　　第二组是高危人群,是指有初次性生活年龄 < 18 岁、多位性伴侣、多生产、患有性传播疾病、吸烟等高危因素的人群。

　　宫颈癌的筛查应该持续到 65 岁。当前 TCT 联合 HPV 检查是宫颈癌筛查最主要的方法。

女性宫颈癌筛查新指南

不需筛查	3 年一次	3 ~ 5 年一次	若之前结果正常,可停止筛查
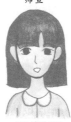	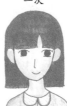	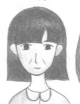	
21 岁以下	21-29 岁	30-64 岁	65 岁以上
	▲有性行为	▲有性行为	▲有性行为
	▲ TCT 阴性	▲ TCT/HPV阴性	▲连续 3 次 TCT 阴性/连续 2 次 HPV 阴性

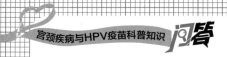

55 宫颈癌筛查中 TCT 报告怎么解读？

（1）NILM（未见上皮内病变细胞或恶性细胞），即宫颈细胞正常，无须特殊处理。

（2）ASC-US（无明确诊断意义的不典型鳞状细胞），即不确定这些细胞是否正常。这部分人群接下来要做 HPV 检查进行分流，若 HPV 阴性，可以动态复查；若 HPV 阳性，建议行阴道镜评估 + 宫颈活检。

（3）ASC-H（不能排除高级别鳞状上皮内病变的不典型鳞状细胞），即细胞意义不明，但是倾向有病变。应进一步检查高危型 HPV，行阴道镜评估 + 宫颈活检。

（4）LSIL（低级别鳞状上皮内病变），即可能有癌前病变，应进一步检查高危型 HPV，行阴道镜评估 + 宫颈活检。LSIL 相当于 CIN Ⅰ 和小部分 CIN Ⅱ。

（5）HSIL（高级别鳞状上皮内病变），即有可疑癌前病变细胞，需要进一步确诊和治疗，否则发展成癌的可能性较大。应检查高危型 HPV，尽快行阴道镜评估 + 宫颈活检，根据病变程度行宫颈锥切术。HSIL 相当于 CIN Ⅲ 和大部分 CIN Ⅱ。

（6）AGC（不典型腺细胞），即有腺上皮病变可能，尽快行阴道镜评估 + 宫颈活检 + 宫颈管搔刮术以明确诊断，必要时诊断性刮宫或宫腔镜检查排除内膜病变。

（7）鳞状细胞癌（SCC），即可疑宫颈癌。尽快行阴道镜评估＋宫颈活检。

56 宫颈癌筛查中 HPV 检查报告怎么解读?

（1）HPV16/HPV18 阳性：70% 的宫颈癌由 HPV16 和 HPV18 引起，建议直接进行阴道镜评估。

（2）其他高危型 HPV 阳性（主要包括 HPV31、33、35、39、45、51、52、56、58、59、68）：建议进行 TCT 检查，检查结果为 ASC-US 及其以上，直接行阴道镜评估。如果细胞学检测结果正常则在 12 个月时随访。

（3）高危型 HPV 检查结果为阴性的人群再次筛查的间隔时间，目前推荐为 3 年。

57 宫颈癌筛查中阴道镜报告怎么解读?

（1）炎症改变：无须特殊处理，定期随访 TCT 和 HPV 检查。

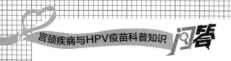

（2）LSIL：多自然消退，特别是年轻女性及孕妇，处理倾向保守，需要观察可定期 HPV 检查、TCT 和阴道镜评估。进行持续 2 年的治疗。

（3）HSIL 及宫颈癌：需要立即进行治疗（宫颈锥切术等）。

58 宫颈锥切术后是否就不会再感染 HPV？

不是的。

即使发现了宫颈异常且已经做过手术，仍然会发生 HPV 感染。因为它会藏在阴道壁、会继续在切除后的宫颈上潜伏，随时会"卷土重来"。因此，还需定期复查。

59 什么是宫颈癌前病变？

宫颈癌前病变是宫颈上皮内病变，具有癌变的潜能，长期存在有可能转变为宫颈癌。接近90% 的发病与高危型 HPV 的持续感染密切相关。

宫颈癌前病变分为：低级别鳞状上皮内病变（CIN Ⅰ 或 LSIL）、高级别鳞状上皮内病变（CIN Ⅱ ~ Ⅲ 或 HSIL）、不典型腺细胞（AGC）等。

60 宫颈癌前病变做子宫切除术后就痊愈了吗？

不是的，仍然需要定期妇科检查。

因宫颈高级别癌前病变或宫颈原位癌行全子宫切除术，术后仍存在阴道残端、阴道壁、外阴、肛门等部位 HPV 持续感染，这些部位仍有发生癌前病变甚至癌变的可能。因此，即使做了全子宫切除术，术后仍需定期妇科随诊、TCT 及 HPV 检查。

61 宫颈癌前病变会有哪些症状？

宫颈癌前病变可无任何特殊症状，偶有非特异性表现，如不规则少量的阴道出血，同房后阴道出血或妇科检查后接触性阴道出血；以及阴道分泌物增多，可伴有臭味，也可不伴有臭味。

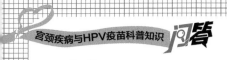

62 宫颈癌前病变能自愈吗？

　　宫颈癌前病变中的低级别病变可逆性非常高，60%的患者可以自然的痊愈。但是如果持续是轻度的癌前病变，超过2年以上，是必须要治疗，病情可以进展，并发展成癌。如果是高级别的癌前病变，自然痊愈的可能性相对比较低，20%～30%的患者就可能会发展成宫颈癌。因此，这个时候是必须要积极治疗，可以做宫颈锥切术。

63 阴道镜病理结果提示"LSIL"，一定要做宫颈环形电切术（LEEP术）吗？

　　如果阴道镜病理结果提示"LSIL"，说明这是低级别的宫颈上皮内瘤变，属于CINⅠ。出现这个检查结果不必太紧张，因为大概有60%的CINⅠ会自然消退。这种情况不一定都需要手术，可以定期复查。如果在复查过程中发现病情有发展或者持续存在超过2年，这就需要进行手术治疗。有些患者比较紧张，也可采取药物治疗、冷冻或者激光治疗等物理治疗方法。如果遇到阴道镜检查不满意的状况，可建议宫颈环形电切术（LEEP术）。

64 宫颈活检提示"HSIL"，一定要切子宫吗？

如果宫颈活检提示"HSIL"，建议做诊断性锥切术，也就是常说的宫颈环形电切术（LEEP术），进而明确病变范围。因为HPV引起的宫颈病变常为多灶性，是多点的病变，要明确是否有更深的病变。待病理出来后，要结合患者年龄特点，若患者年轻的、有生育要求，可以密切随访，完成生育后再决定是否切除子宫；若是年龄较大、没有生育要求，宫颈锥切病理没有宫颈浸润癌者，也建议切除子宫。

65 患了宫颈癌怎么办？

宫颈癌是一种恶性肿瘤，如果宫颈癌早期发现，分化程度又比较好，积极进行控制，患者预后也会比较好；如果患者宫颈癌发现时已是晚期，

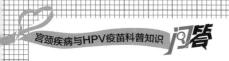
周围脏器广泛转移，此类患者则预后较差，5 年生存率较低。但随着目前医疗水平的提高，腔内的精准放疗配合化疗，癌细胞可以及时得到控制。所以即便是晚期的宫颈癌，如果治疗及时，5 年的生存率也较为可观。

66 患了宫颈癌，是否切除子宫就痊愈了？

　　宫颈癌并非仅切除子宫即可治愈。宫颈癌可分为 4 期，对于 I 期患者，多数以手术治疗为主，同时宫颈癌 I 期又分为 I A 期与 I B 期，两个期别手术范围不尽相同。通常情况下，如果为宫颈癌 I、II 期患者，多数需要切除子宫、宫旁组织、部分阴道壁组织及盆腔淋巴结组织，除非属于 I A1 期宫颈癌，仅需切除子宫即可。另外，是否需要切除卵巢，应根据患者年龄与生育要求决定，如果患者比较年轻，可将卵巢移位以保留内分泌功能。但如果患者年龄偏大、没有生育要求，可将卵巢一并切除。还应根据患者的具体病理类型与级别，对 III、IV 期晚期宫颈癌患者，须行放疗、化疗。

67 患了宫颈癌，需要进行靶向药物治疗吗？

　　宫颈癌患者通常需要做基因检测，了解患者的具体情况后，才能决定是否要应用靶向药物。患者应根据病情选择合适的治疗方案，失去传统治疗的机会时，如果在检查以后发现存在有效的基因突变，且患者的病情适合应用靶向药物，可尝试进行靶向治疗。靶向药物对患者的身体不会造成太大的副作用，只要患者积极地配合治疗，会得到较好的治疗效果。靶向药物能够抑制肿瘤血管形成，使恶性肿瘤细胞缺乏营养，从而起到治疗恶性肿瘤的作用。常用的靶向治疗药物有贝伐珠单抗、西妥昔单抗、阿帕替尼、安洛替尼等。

68 宫颈鳞癌和腺癌有什么区别？

　　宫颈癌患者通常需要做基因检测，了解患者的具体情况后，才能决定是否要应用靶向药物。患者应根据病情选择合适的治疗方案，失去传统治疗的机会时，如果在检查以后发现存在有效的基因突变，且患者的病情适合应用靶向药物，可尝试进行靶向

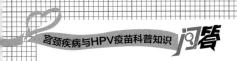

治疗。靶向药物对患者的身体不会造成太大的副作用，只要患者积极地配合治疗，会得到较好的治疗效果。靶向药物能够抑制肿瘤血管形成，使恶性肿瘤细胞缺乏营养，从而起到治疗恶性肿瘤的作用。常用的靶向治疗药物有贝伐珠单抗、西妥昔单抗、阿帕替尼、安洛替尼等。

69 宫颈腺癌比宫颈鳞癌严重吗？

宫颈腺癌与宫颈鳞癌相比较，一般是宫颈腺癌更严重，具体可从转移情况、治疗效果、恶性程度分析。

（1）转移情况：宫颈鳞癌主要是鳞状上皮癌变，其特点是局部浸润较多，肿瘤基本上只在宫颈、穹隆、宫旁处活动，血行转移比较少，一般是发生局部转移或者淋巴结转移。宫颈腺癌除局部浸润外，还特别容易发生血行转移，一旦发生血行转移，治疗效果不理想，因此宫颈腺癌在发生转移方面比宫颈鳞癌严重。

（2）治疗效果：宫颈鳞癌对放疗和化疗都较为敏感，患者经治疗后绝大多数都有比较好的预后；而宫颈腺癌对放化疗的敏感性比宫颈鳞癌差，手术效果宫颈鳞癌也比腺癌好。

（3）恶性程度：宫颈鳞癌一般发现较早，恶性程度相对较低；宫颈腺癌的发病概率相对较低，但恶性程度较高。宫颈腺癌中的特殊类型，称为宫颈胃型腺癌，与HPV的感染没有任何关系。在宫颈腺癌筛查时，仅依靠TCT或HPV检查并不能得出有效或者有意义的诊断，经常到中晚期以后才被发现，因此肿瘤的恶性程度较高，预后也更差。

HPV 篇

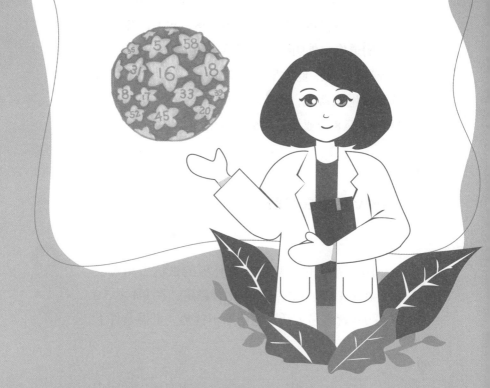

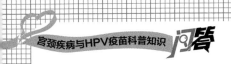
1 什么是 HPV？

　　HPV 是人乳头状瘤病毒（human papilloma virus）的英文缩写，是环状双链 DNA 病毒，主要寄居在人体皮肤及黏膜的复层鳞状上皮。HPV 家族非常庞大，成员众多，目前已知的有 200 多个亚型，其中 40 个以上的亚型与生殖道感染息息相关。

　　HPV 并非个个都致癌，它们有高危型和低危型之分。高危型至少有 12 种（HPV16、18、31、33、35、39、45、51、52、56、58、59），与宫颈癌、阴道癌、外阴癌、肛门癌、阴茎癌、直肠癌、口腔癌等有关；低危型如 HPV6、11、42、43、44 等，可导致生殖器疣；HPV26、53、66、67、68、70、73、82 等 8 个亚型是疑似高危型。

2 HPV 怕冷怕热吗？

　　HPV 是无包膜病毒，对外界的抵抗力相对较强，在 PH 6 ~ 8 的范围内比较稳定，在 PH < 5.0 或 > 9.0 就容易灭活。它耐寒不扛热，低温条件下病毒能保持持续感染，在干燥环境中也可存活较长时间。因此被污染的衣物在 55 ~ 60℃的温度下，经过 10 几分钟病毒就能被杀灭；煮沸（达 100℃）的话，12 秒病毒就被杀灭了；另外，2% 戊二醛消毒也可消灭 HPV，但 HPV 对酒精并不敏感，希望通过"喝酒"来消毒，恐怕就行不通。被污染的衣服和物品可用消毒剂浸泡或煮沸消毒。

3 空气中会有 HPV 吗?

不会。

HPV 离开人体后在自然界中存活时间较短，只能存活 2 ~ 4 小时。HPV 并不是飞沫、粉尘，不会随风飞舞，姐妹们大可不必过于害怕。

4 HPV 喜欢寄生在哪些地方?

HPV 其实在自然界中无处不在，游泳池、桑拿室、卫生间、马桶……，防不胜防。

不仅如此，性伴侣也可能携带 HPV，但是男性感染往往没有明显的症状。有过一次性生活，

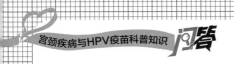

就有感染 HPV 的风险，而且有多个性伴侣会更加危险。如仅有 1 个性伴侣，17% ~ 21% 的女性可以在宫颈或外阴检测到 HPV，如果有 5 个以上性伴侣，感染率高达 69% ~ 83%。第一次性生活的年龄也很重要，首次性交的年龄越小，HPV 感染率越高。

大部分女性感染 HPV 是通过性传播，只有小部分 HPV 感染是通过非性传播获得，如床单、被罩、门把手、酒店的马桶、香皂、游泳池、浴盆及母婴传播等都有可能感染 HPV。HPV 在自然界中其实只能存活几个小时，因此这种感染的概率其实非常低。

5 HPV 有哪些传播途径?

首先是性接触传播，这是感染 HPV 的主要方式。医学上也有报道在一次性生活后发生 HPV 传播的概率大约是 65% 或更高。

其次是密切接触，通过口交、肛交、亲吻等密切接触而感染。

还有间接接触，如通过接触感染者的带有分泌物的衣物、生活用品、用具等感染。比方说使用坐便器、门把手、香皂、游泳池、浴盆、酒店的马桶、床单等，也会导致 HPV 传播。所以说它的传播是多途径的，已经深入到日常生活中。

　　母婴传播尽管很少发生，但婴儿经过感染 HPV 的产妇的产道也会被感染。HPV6 和 HPV11 会在阴道分娩时传染给新生儿，导致上呼吸道或咽喉部的疣，但是很少发生。如果生殖器疣治愈了 6 个月以上，阴道分娩传染 HPV 的可能性就更低了。

6 感染 HPV 病毒需要打针吃药吗？

　　不需要。

　　大部分 HPV 感染是一过性的，大概有 90% 的人感染 HPV 可以自然消退，10% 的人会持续感染，只有极少数的人最终会转变为宫颈癌。绝大多数 HPV 携带者是可以一生平安的。

　　目前并无针对 HPV 的特效治疗。我们期待着有一天，能有杀灭 HPV 的药物问世。但在这一天到来之前，我们建议定期检查，及早发现宫颈癌前病变，锻炼身体，提高自身免疫力。

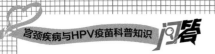

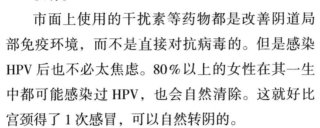

7 有让 HPV 阳性转阴的特效药吗?

没有。

市面上使用的干扰素等药物都是改善阴道局部免疫环境,而不是直接对抗病毒的。但是感染 HPV 后也不必太焦虑。80% 以上的女性在其一生中都可能感染过 HPV,也会自然清除。这就好比宫颈得了 1 次感冒,可以自然转阴的。

HPV 转阴基本靠自身的免疫力。50%～90% 的人群会自愈,病毒在 2 年内会被机体免疫系统清除。少数人持续感染超过 3 年,难以自愈。极少数持续的高危型 HPV 感染,可能发展为宫颈癌,但这个过程是较为漫长的。

HPV 检查阳性的情况下,首先应该做一个宫颈细胞学检查也就是常说的 TCT 或 LCT,看宫颈细胞有没有异常。有宫颈病变的,应去医院进一步治疗,定期复查。

8 HPV 感染会自愈吗?

"HPV 阳性"很多患者看到这样的宫颈筛查报告单,都会误以为自己"生癌"了。这就是谈病毒色变，觉得"HPV 感染"就是患宫颈癌了。

　　HPV 病毒感染并不等于一定会患宫颈癌，甚至大部分的 HPV 感染属于"一过性感染"，会被人体免疫系统清除。50% ~ 90%HPV 感染者会在两年内病毒被机体免疫系统清除，自愈。少数持续感染超过 3 年，难以自愈。10 年内持续感染同一亚型的高危型 HPV，可能发展为癌。

9 感染 HPV 后有什么症状呢?

　　HPV 会感染人体的皮肤与黏膜组织。通常没有特别的症状。

　　低危型 HPV 会导致常见的皮肤疣，常出现在手、足，其实它们可以出现在身体的任何地方，如阴道、肛门、鼻腔、嘴巴、喉咙、肛门内、肛门周围、大腿上部、腹股沟区、阴囊和阴茎等处。临床表现为花椰菜型，呈粉红色或肉色、触感柔软的赘生物、伴瘙痒。

　　长期高危型 HPV 感染可表现为白带增多、呈淘米水样或带腥臭味，可有不规则阴道流血、性交出血或绝经后出血，可在宫颈、外阴、肛周等部位生长赘生物、质脆易出血。

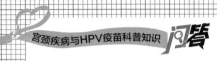

10 HPV 感染有"南北"地域之分吗?

HPV 感染还真有地域差异。

全世界公认的"毒王"HPV16/18 没有明显的地域差异;但其他 HPV 亚型的感染确实存在地域差异,如 HPV45 多见于非洲西部,HPV39/59 只见于美洲中南部,而 HPV52/ 58 在中国及其他东亚国家妇女中检出率较高。

11 发现 HPV 阳性会影响备孕吗?

备孕期检查出 HPV 阳性,只要确定没有宫颈癌前病变,备孕可以正常进行。 HPV 感染后不会进入血液系统,所以不会影响胎儿发育,但 HPV 有感染宫腔的可能。

如果怀孕之前查到宫颈癌前病变,包括宫颈上皮内瘤变 2 ~ 3 级(CIN Ⅱ ~ Ⅲ级)/ 高级别鳞状上皮内病变(HSIL),甚至是宫颈癌,须先积极治疗。

如果孕期检查才发现 HPV 阳性,只要明确不是宫颈癌,都不需要处理,等到产后 6 周再复查。因为即使有癌前病变,它也不是癌,产后治疗完全可以。孕期禁行宫颈锥切术和宫颈管搔刮术。

12 HPV 阳性如果不治疗会怎么样?

　　80% 的女性一生中都有感染 HPV 的可能。尤其在年轻的女性中,大部分属于一过性感染,80% ~ 90% 都是可以自然转阴的。

　　HPV 筛查不是为了让我们杀死 HPV,而是为了做到对宫颈癌的早发现、早预防。虽然 HPV 感染与宫颈癌相关,但是从病毒感染发展到浸润性宫颈癌,一般需要 5 ~ 10 年的时间。

　　其实发现 HPV 阳性,重要的意义在于尽早发现是否有宫颈病变或者癌前病变的存在。如果已经发现宫颈病变,就需要经过积极的处理阻止它发展,能够在癌前病变或者宫颈原位癌期间进行治疗,都是可以取得非常好的治疗效果的,甚至还能保留生育功能。如果宫颈尚未发生癌前病变,则不需要进行任何治疗,定期复查就可以了。

13 检查发现高危型 HPV 阳性怎么办?

　　HPV 高危型阳性不一定都致病。

　　高危型 HPV16/18 阳性者直接行阴道镜评估;其他高危型阳性者,可通过细胞学检查 TCT/LCT

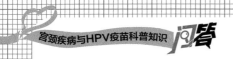

后再决定下一步诊疗方案。若细胞学异常者，建议行阴道镜评估以进一步确定是否有宫颈病变。

低危型 HPV 阳性或高危型 HPV 阳性、但 TCT 阴性者，可以随访，6 ~ 12 个月复查。

14 母亲感染 HPV 会影响胎儿发育吗?

不影响。

HPV 感染宿主后不进入人体血液循环，孕期不会影响胎儿发育，也不会致畸，请放心怀孕。

而孩子出生时是有可能的感染 HPV，但有证据表明，多数在出生 2 年内就会自己清除。感染 HPV 主要是由于接触了被 HPV 污染的羊水。

研究显示虽然剖宫产传染 HPV 的概率是顺产的一半，但美国妇产科医师协会仍建议：权衡顺产的种种好处，以及考虑到新生儿清除 HPV 比例之高，完全不必为了担心 HPV 感染而刻意选择剖宫产。

15 妊娠期能做 HPV 检查吗？

妊娠期不建议常规进行 HPV 筛查，仅在细胞学检测提示异常时，将 HPV 筛查作为补充检查手段。而且盲目进行 HPV 筛查可能会引起患者的焦虑情绪。

16 感染了 HPV 能怀孕吗？

可以怀孕。

即使是持续感染 HPV 的女性，也要经历一个较为缓慢的过程才可能发生宫颈病变。这个过程一般需要 5～10 年。因此，如果有感染高危型 HPV，特别是感染 HPV16 或 HPV18 的女性，若已经结婚，那么尽快怀孕。

低危型 HPV 阳性更加不必过于恐惧，人体大部分可以自行清除。

高危型 HPV 感染（尤其是 HPV16/18）持续存在，应提高警惕，定期复查。

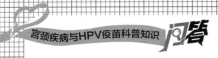

17 妊娠期感染 HPV 要做流产吗?

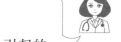

不建议。

孕期主要的危害是由低危型 HPV 感染引起的尖锐湿疣。如果没有明显症状，则对妊娠过程没有太大影响。研究表明，HPV 感染者的早产风险与未感染女性相比没有差异，但可能与自发早产、胎膜早破有关。

18 感染 HPV 可以顺产吗?

可以。

HPV 感染不是剖宫产指征，新生儿喉乳头状瘤的发病率低，尽管剖宫产可降低新生儿经阴道接触 HPV 的机会，但不能完全阻断感染 HPV 的可能性，HPV 还可通过宫内感染的方式传染给胎儿，因此分娩方式选择应以产科指征为主。但是当妊娠期 HPV 感染患者存在多发或者巨大尖锐湿疣病灶堵塞软产道时，应考虑行剖宫产，以防经阴道分娩造成局部组织裂伤、大出血等危险。

19 HPV 阳性一定是性生活混乱吗?

HPV 感染并不代表性生活混乱,男性不要盲目地把身边的女性进行道德绑架,同样女性也不要胡乱猜测男性。

HPV 主要通过性传播,也可以通过皮肤接触、母婴传播等方式。对某些特殊类型的 HPV 而言,容易粘附在皮肤组织上,感染后可表现为足底疣、普通疣或扁平疣等。而有些 HPV 则更容易粘附在黏膜上,表现为阴茎、子宫颈、阴道、外阴口或肛周病变甚至口腔癌、呼吸道乳头瘤等。

对于性生活频率正常的育龄期女性而言,有 70% ~ 80% 的人一生中都会感染过 HPV,但大多数是一过性的、暂时性的。因此,对于有过性生活的人来说,均有感染 HPV 的可能,感染不等于性生活混乱。但女性感染 HPV 的风险确实和其男性性伴侣数量及其男性性伴侣的女性性伴侣数量直接相关。经常更换性伴侣的人群,感染 HPV 的风险是固定性伴侣人群的数倍。

HPV 的学名是人乳头瘤病毒,实际上它不是单一病毒,而是一个包含 200 多种病毒亚型的大家族。

大部分感染都可以被人体自身的免疫系统清除。只有高危型 HPV 且持续感染才会导致宫颈癌。

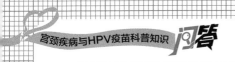

而发展为宫颈癌的概率极低，比彩票的中奖率都低。

更关键的是，我们已有 HPV 疫苗(俗称的宫颈癌疫苗)，这是目前唯一能预防癌症的疫苗。

20 检查出 HPV 阳性，可以断定老公出轨吗？

常有女性患者自述婚后一直很注意卫生，也洁身自好，却查出了 HPV 感染，认为感染了 HPV 就是得了性病，一定是伴侣在外面寻花问柳。

自然界中有 200 多种 HPV 亚型，它们广泛地存在于自然环境和皮肤上。HPV 传播方式包括性传播、皮肤接触传播、分娩时母婴垂直传播。也就是说，性传播是 HPV 感染的主要途径，但不是唯一途径。

HPV 通过性生活传播，是指 HPV 借由性交这一活动，从外界环境进入女性生殖道。这意味着，女性只要曾经有过性生活，就有感染的可能，而感染 HPV 并不代表有外遇和不洁性生活史。

中国女性 HPV 感染大数据表明：有 70% ~ 80% 的女性一生中至少有 1 次 HPV 感染；有 60% 女性在初次性生活后的 5 年内发现 HPV 感染。其中，最短的 HPV 感染时间是初次性生活后的 2.6 个月。

　　由此可以看出，曾经有过性生活的女性 HPV 感染较为常见，不能把 HPV 感染简单归结为性病的一种，甚至因此去猜疑伴侣有出轨行为。

21 一有性生活需要马上查 HPV 吗？

　　不用。

　　女性在开始有性生活之后，HPV 的感染率也随之升高。有研究表明：年轻女性交了男朋友之后，1 年内 HPV 感染的累积发生率约 30%，3 年后感染比例高达 50%。但是这些感染多为一过性的，多数会在 2 年之内被人体的免疫系统自动清除。因此，从有性生活 3 年后，开始定期做宫颈癌筛查。如果出现异常阴道流血、阴道流液，则需随时去做检查。

22 为什么最近都没有性生活，HPV 检查呈阳性呢？

　　有些患者在随访期间没有性生活或者性生活

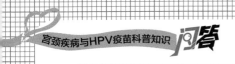

时持续使用避孕套，然而还是出现了新的 HPV 亚型阳性，有可能是以下原因造成的：①再感染：HPV 感染大多数是一过性的，清除后再感染新的亚型。②病毒复制不完全：HPV 病毒还没有到成熟，可能在检测中无法发现，再隔段时间病毒等复制完全了就会显示出 HPV 阳性结果。③检测方法不同：部分单位检测方法不一致导致出现不同结果，结果以最后一次为准。④采样误差：采样误差会导致检测结果不一样，结果还是以最后一次为准。

23 尖锐湿疣和 HPV 感染有关系吗？

当 HPV 感染不能清除时，可能会发展为尖锐湿疣，生殖器 HPV 感染很常见，90% 的尖锐湿疣是由非致癌的 HPV6/11 引起的，通常无症状，偶有疼痛或瘙痒。好发于生殖器，如宫颈、阴道、尿道、会阴肛周皮肤、肛门和阴囊；亦可发生于口腔、喉部、结膜、鼻腔等处。有尖锐湿疣的患者应做其他性传播疾病检查。患者在疣体消失前应避免再次性行为。即使疣体消失，HPV 可能依然存在，仍然可以传染给性伴侣。尖锐湿疣治疗后复发较为常见，尤其是在前 3 个月。

24 男性需要警惕 HPV 感染吗?

　　HPV 感染容易导致男性发生尖锐湿疣,增加不育及患各类癌症的风险,如肛门癌、阴茎癌和口腔癌等,因此要引起重视。

25 男朋友需要检测 HPV 吗?

　　不用。

　　在男性口腔、阴茎、肛门出现症状或征兆之前,目前医学界并不推荐采用常规检测去筛查 HPV 或者 HPV 相关疾病。这主要是因为从男性生殖道采集样本检测 HPV 比较困难,男性生殖器周围比较干燥,取样比较少,容易漏诊,所以男性检测 HPV 的阳性率比较低。

　　有研究表明,男性总的生殖器 HPV 感染率高达 45.2%,而 ≥ 1 种高危型 HPV 感染率为 25.1%,尤其是在性生活活跃且无保护性措施的男性中,HPV 感染比例会更高。女性若检测出 HPV 阳性,其配偶检测出的 HPV 阳性率只有 16%。

　　对于男性来说,为了确保你与伴侣的健康,你应该:

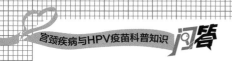

及时处理过长的包皮。包皮过长的人更容易传播 HPV 病毒。

　　性生活前后一定要认真清洗。正确的清洗方式应该是将包皮翻起来彻底洗干净，再洗肛门。

26 交往过两位男朋友，有性生活，目前已单身 6 年，还有必要查 HPV 吗？

　　需要。

　　即使没有新近、新发的 HPV 感染，既往感染过的病毒可以持续存在或在免疫力低下的情况下重新激活表达，从而被检测出来。

27 感染了 HPV58，每年复查 HPV58 一直呈阳性，不治疗行不行？

　　不行。

　　高危型 HPV52、53、58 在中国人群很常见，在某些地区，感染率甚至超过 HPV16 和 HPV18，因 HPV58 持续感染导致的宫颈高级别病变也不在少数。宫颈癌是可防可治的肿瘤，因此定期筛查很重要，持续高危感染需要阴道镜评估及宫颈活检以协助排除宫颈病变。

28 HPV 阳性，一定会患宫颈癌吗？

不是。

HPV 是人乳头瘤病毒，最普遍的传播方式是性传播。研究表明，有性生活的女性 80% 以上一生中曾有 HPV 感染。

HPV 分为低危型和高危型，低危型 HPV 感染主要导致皮肤、黏膜疣状物生长，如尖锐湿疣；只有高危型 HPV（包括 HPV16、18、31、33、35、39、45、51、52、56、58、59、68 等 13 个亚型）持续感染才可能发展到宫颈癌。一旦感染了 HPV，大部分 HPV 感染其实是一过性的，我们的免疫系统会发挥自身的作用，在 1 ~ 2 年内将 HPV 清除。这个过程就相当于宫颈患了一场"病毒感冒"。只有极小一部分女性会有 HPV 持续感染，在历经 2 ~ 10 年时间，最终才进展为宫颈癌。在这期间只要定期进行宫颈癌筛查，最终只有极少数的女性会患上宫颈癌。

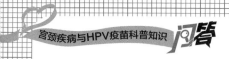

29 感染了高危型 HPV，多久会发展成宫颈癌？

2 ～ 10 年不等。

如此漫长的发展过程其实给了我们定期体检早发现的机会。但是，由于每个人的初始性生活年龄、性伴侣数量、身体抵抗力状态等各有差异，实际生活中的确有 2 ～ 5 年就发展到中晚期巨块型宫颈癌的情况。

HPV16 是最常见的致癌型，全球约 54% 的宫颈癌由该类型引起；HPV18 是第二常见的类型，与宫颈癌相关性约 16%。中国宫颈癌患者中最常发现的 HPV 类型是 HPV16，占 76.7%，其次是 HPV18（7.8%）、HPV31（3.2%）、HPV52（2.2%）、HPV58（2.2%）、HPV59（2.1%）。

30 HPV 感染，怎么预防呢？

（1）适龄接种 HPV 疫苗。最好在还未有性生活前就接种 HPV 疫苗，已有性生活或者超过 26 岁同样可以打 HPV 疫苗，能接种 9 价疫苗当然好，但 4 价疫苗或 2 价疫苗也都是不错的选择。

（2）严格控制性伴侣数量。HPV 感染不代表性生活混乱，但性生活混乱会增加感染风险。

（3）坚持全程戴避孕套。未婚且暂无生育打算的，建议使用避孕套，避免反复、交叉感染。HPV 感染不需要永远禁性生活，可以进行性生活但要做好自我防护。

（4）定期筛查。即使固定性伴侣，如果已经有了 3 年以上性生活史，也建议体检时增加 HPV 联合宫颈细胞学筛查，早期发现宫颈病变，早做处理。

31 两三年没有性生活，为何 HPV 检查呈阳性？

如果两三年来没有性生活、之前没有做过 HPV 检查，现在 HPV 检查呈阳性，那可能意味着这两三年来你早已处于 HPV 持续感染中，没有转阴。这时候最好做一个阴道镜评估以排除宫颈有无病变。

32 男性是如何感染 HPV 的？

男性通过与 HPV 感染者进行性接触而感染

HPV。HPV 很容易在肛门或阴道性交传播，也可以通过口交传播或其他密切的皮肤黏膜接触而传播。即使感染者没有可见的迹象或症状，HPV 仍然可以传播。

33 男性感染了 HPV，会导致疾病吗？

大多数时候 HPV 感染会自然消失，不造成任何健康问题。如果感染持续，经过数月或数年，就可能会产生 HPV 感染的症状。我们很难确切知道什么时候感染了 HPV。持续 HPV 感染可能会导致生殖器疣或某些癌症。

34 男性 HPV 感染后会引起什么疾病？

大多数男性感染 HPV 从不出现症状，HPV 通常自然消失。

低危型 HPV 持续感染可导致生殖器疣；高危型 HPV 持续感染可导致癌症。

因此，如果男性在阴茎、阴囊、肛门、口腔或喉咙出现任何新的或不寻常的疣、异常增生、肿块、溃疡，应该去医院就诊。

35 尖锐湿疣的症状是什么？

生殖器疣（尖锐湿疣）通常表现是在阴茎或肛门区出现小肿块或一组肿块。这些疣可能小或大、可平坦，或形状像菜花、鸡冠花。疣可能消失，或保持不变、或增大或增多。通常情况下，医生可以通过肉眼检查就可以诊断尖锐湿疣。尖锐湿疣比较容易复发。导致尖锐湿疣的 HPV 类型往往是低危型的。

36 男性 HPV 感染会导致癌症吗？

不是所有 HPV 感染都会致癌，只有高危型 HPV 持续感染才有可能致癌。

大多数 HPV 感染者通常会自然转阴。

HPV 感染导致的癌症发展非常缓慢，可能在感染 HPV 后数年至数十年才被诊断。男性常见的与 HPV 有关的癌症是阴茎癌、肛门癌、舌癌、扁桃体癌、喉癌。

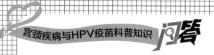
37 男性 HPV 相关肿瘤很常见吗？

虽然 HPV 感染在男性中较为常见，但是 HPV 相关的恶性肿瘤并不常见。以下情况的男性更容易患 HPV 相关肿瘤。

（1）免疫力低下 (如艾滋病毒感染者) 的 HPV 感染者更容易患癌。

（2）肛交者有可能致使肛门感染 HPV，进一步发展成肛门癌。

38 男性可以进行 HPV 检查吗？

目前还没有批准的检查方法来检查男性 HPV。

疾病预防控制中心（CDC）不建议男性无症状情况下常规检查 HPV。

但肛门癌高风险（HIV 患者，或者肛交者）的男性可以进行肛门细胞学检查。

如果男性有症状，且担心癌症的可能，应该去医院检查。

39 男性 HPV 感染或 HPV 相关疾病可以治疗吗？

HPV 感染没有特效治疗方法。

生殖器疣可以有很多治疗方法，如激光、手术、药物治疗。

HPV 相关肿瘤一旦诊断要及时治疗。

40 男性如何降低感染 HPV 的机会？

可以接种 HPV 疫苗，疫苗是安全和有效的。疫苗应该在性活动开始之前注射，可以保护男性预防生殖器疣和某些 HPV 引起的癌症。

41 哪些男性适合接种 HPV 疫苗？

在美国，推荐以下男性应接种 HPV 疫苗。

（1）所有 11 ~ 12 岁男孩，可更早到 9 岁。

（2）21 岁之前没有接种过疫苗的男孩。

（3）26 岁之前没有接种疫苗的男同性恋、双

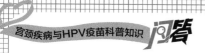
性恋和其他与男性有性关系者。

(4)26岁之前没接种疫苗的男性艾滋病患者或免疫力低下者。

42 HPV 感染会影响性伴侣的健康吗?

HPV 感染主要是通过性传播的疾病,一方感染就有可能传给性伴侣。

如果你或你的性伴侣有生殖器疣,应该避免性生活,直到疣消失或去除。

43 夫妻双方都感染 HPV,能知道是谁传给谁的吗?

如果你和你的性伴侣被检出有 HPV 感染,是没有办法知道谁先感染了 HPV,也没办法知道感染多久了,更没有办法判断究竟是你传给你的性伴侣,还是她(他)传给你的。因此,不要相互猜忌,HPV 感染也不能说明你的性伴侣出轨。

44 避孕套能挡住 HPV 吗?

不能。避孕套可以降低性传播疾病的概率,但是不能完全预防 HPV 感染。

HPV 直径只有 50 纳米,避孕套的孔径远远超过于此,因此避孕套是无法屏蔽 HPV 的。HPV 可以通过唾液、性接触及皮肤接触传播,即使避孕套也不能完全有效地防止 HPV 传播,因为该病毒可以在肛门和生殖器周围任何区域存活,包括避孕套无法覆盖的区域,而且可以存活数年。

45 只有中年妇女才会患宫颈癌吗?

一般来说,20 ~ 70 岁的女性都可能会感染 HPV、患宫颈癌,感染 HPV 第一个高峰年龄为 17 ~ 24 岁,第二个高峰年龄为 44 ~ 50 岁。20 岁以前患宫颈癌的妇女比较少,但是近年来年轻女性宫颈癌的发生率有明显的上升趋势。因此,对于有条件的女性,最好在首次性生活之前接种 HPV 疫苗。即使有性生活并且曾经感染过 HPV 也可以尽早接种疫苗,因为疫苗可以对尚未感染的 HPV 亚型进行预防。

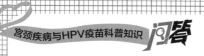

46 多次 HPV 检查，为什么结果不一样？

　　第一，患者自身原因。鳞状上皮的生长周期是19 天，如果患者多次取样时间间隔较短，表面的鳞状上皮细胞已经没有了，导致取不到有效细胞，结果自然是阴性。如果一定要复查，建议间隔 3 月以上。HPV 持续性感染 2 年以上才会引起病变，短期内反复检查没必要。

　　第二，检测方法的不同。各家检测的亚型不同，以及试剂的敏感性、特异性、cut-off 值都各有差异。

47 HPV 检查报告怎么看？

　　随着 HPV 科普的传播，越来越多的人认识到高危型 HPV 的持续感染是宫颈癌前病变和宫颈癌发生的重要原因。

　　误区一：检查低危型 HPV 具有临床价值。

　　有些 HPV 检查报告上包括有低危型 HPV。有些患者就误认为低危型与高危型同样具有致癌风险。其实，HPV 是对 HPV "家族" 的统称，具有很多种亚型。

　　对于宫颈癌来说，HPV16、18、31、33、35、

39、45、51、52、56、58、59、68 这 13 种基因型是高危型。HPV 26、53、66、73、82 这 5 种基因型是中等风险型。低危型 HPV6、11，一般与尖锐湿疣或低级别鳞状上皮内病变（LSIL）相关。

误区二：HPV 检查的目的是查找有无病毒。

HPV 检查的目的是用于查找"宫颈病变的患者"，而不是用于查找"病毒的有无"。

据统计，80% 的妇女一生中都可能感染 HPV，其中大多数是一过性感染，能够被自身免疫系统清除，并不产生病变。也就是说，感染不等于病变。

误区三：HPV 定量检查数值越高，病变越严重。

二代杂交捕获法（HC2）HPV 检查技术采用相对光单位 / 临床阈值（RLU/CO）检查高危型 HPV。甚至有不少临床医生都误认为 RLU/CO 值越高，病变越严重；RLU/CO 值越低，病变越轻。

事实上，只要 HPV 阳性，无论 RLU/CO 值高低，均可导致宫颈上皮内瘤变（CIN）和宫颈癌。HPV 检查值高低和病变严重程度之间无绝对对应关系。

误区四：不同 HPV 检查技术的结果相同。

临床上 HPV 检查产品众多。目前，共有 4 种 HPV 检查技术（HC2、Cervista、Cobas、Aptima）通过美国食品药品监督管理局（FDA）认证，用于宫颈癌初筛。但这四种检查方法的结果也可能不同。

误区五：HPV 阴性者不会患宫颈癌。

HPV 阴性者同样可能患宫颈癌。某些特殊类型的宫颈

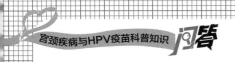

癌，如宫颈微偏腺癌、宫颈内膜样癌等可能与 HPV 感染无关。

误区六：90%HPV 感染是一过性的。

HPV 感染自然转阴率与年龄相关。当年轻妇女无法清除 HPV 进入持续感染阶段，持续感染状态的妇女随着年龄增大比例增加，这是对年龄较大或性生活时间较长的妇女进行 HPV 检查更有意义的原因所在。

误区七：HPV 检查适用于所有妇女。

临床上，对 < 21 岁的女性可以不进行 HPV 初筛，但在细胞学检查为 ASC–US 时应进行 HPV 检查。

48 干扰素越贵，治疗效果越好吗？

不是。

HPV 是病毒，感染后没有特效药，如果阴道镜评估并未发现宫颈病变，可以不治疗。干扰素也是为了改善阴道局部的免疫功能。及时清除病毒、避免持续感染的主力军是患者自身的免疫力。因此，用药与否差别不大，如果患者自身没有任何不洁性生活、多位性伴侣等高危病史，那么提升免疫力、放松心情、规律作息、性生活做好防护，1 ~ 2 年后复查可能就转阴了。

49 怎么阻止 HPV 感染变成宫颈癌？

定期检查，宫颈癌是可以在癌前病变时就被筛查出来的。

宫颈癌的三阶梯诊断如下：

（1）TCT+HPV 联合筛查。

（2）阴道镜评估。

（3）宫颈病理组织活检。

TCT+HPV 联合筛查检出宫颈病变，还有相应的手术来治疗早期宫颈病变。

所以，HPV 感染不要过于担心，增强免疫力，定期宫颈筛查才是防治宫颈癌的关键所在！

50 什么是 HPV 持续感染？

大部分的女性在感染 HPV 以后，人体自身的免疫力都会把病毒清除出去。若同一亚型的 HPV 持续存在超过 2 年以上，称之为 HPV 持续感染，需要进一步检查。

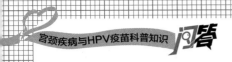

51 HPV 感染，引起宫颈病变了怎么办？

尽早做 TCT/LCT+HPV 联合筛查，必要时还需行阴道镜评估，对可疑的病变部位做宫颈活检，以了解组织器官是否有组织学上的损伤，然后根据结果决定下一步治疗方案。

如果只是 HPV 感染，没有宫颈病变，可以在医生建议下选择定期复查。但要注意的是，如果是高危型 HPV 感染（HPV16、18、31、33、45、52、58 等），需及时就医，以排除是否有宫颈病变。

如果是宫颈低级别鳞状上皮内病变（LSIL），50% ~ 60% 的患者在 1 年的随访期内可自行转为正常，仅 10% 的患者进展为癌前病变，所以应该半年随访 1 次。LSIL 持续两年以上，需要做进一步治疗。

如果是宫颈高级别鳞状上皮内病变（HSIL），即癌前病变，临床处理原则是首选宫颈锥切术。切除的病变组织，需进一步做病理检查。

52 如何预防 HPV 感染？

（1）安全的性行为

安全的性行为可以降低 HPV 感染风险，性生活时持续使用避孕套可以大大降低 HPV 感染的概率，但是不能完全避免感染 HPV。

（2）减少性伴侣的数量

多位性伴侣能增加 HPV 感染的机会，导致宫颈癌的发病风险增加。

（3）推迟首次性生活年龄

初次性交的年龄越小、性伴侣越多、性生活频率越高，宫颈癌的发病率就越高。这是因为少女的宫颈组织细胞尚未完全发育成熟，抗病的能力差，对外界致癌和促癌物质敏感而致病。

（4）预防和治疗生殖道感染 / 性传播疾病

生殖道感染 / 性传播疾病可能会导致生殖道黏膜损伤，增加 HPV 感染的机会。

（5）不要和他人共用私人生活用品

生活用品，如毛巾、床单、浴巾、牙刷、剃须刀、马桶、浴盆等，这些物品可以定期用84消毒液清洗，再经过阳光彻底的暴晒。尽量不要和他人共用私人生活用品。

（6）保持良好的生活习惯，增强免疫力

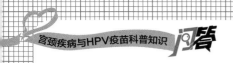

吸烟、喝酒、熬夜、缺乏锻炼等都会影响机体的免疫功能，从而增加 HPV 感染率，因此积极戒烟、少喝酒、少熬夜、多锻炼，以提高机体的免疫力，当 HPV 来袭时，可以快速打败它。

（7）男性包皮环切

研究提示包皮环切除了会降低男性 HPV 的感染率，也会对预防女性 HPV 感染有效。因此 WHO 推荐包皮环切作为宫颈癌防控的一级预防措施。

（8）HPV 疫苗接种

接种 HPV 疫苗是最可靠的预防 HPV 感染的方法，临床应用数据表明可以提供接近 100% 疫苗相关的 HPV 持续感染、宫颈癌前病变及宫颈癌的保护。

目前世界卫生组织建议 9 ~ 14 岁未发生性行为的女孩作为首要接种对象。15 ~ 26 岁女性无论是否感染 HPV 都推荐接种疫苗。

53 HPV 检查时需要注意什么？

（1）选择非月经期检查。

（2）检查前 48 小时避免冲洗阴道、不要有性生活、不要进行阴道放药。

（3）在刷取样本时由于宫颈黏膜较脆弱，容

易造成出血，有白带有血丝情况，属于正常现象，一般 2 ~ 3
天恢复正常。

　　建议出血期间保持外阴清洁，尽量不发生性行为，减
少感染可能。若出血量大，及时就诊。

54 什么是 TCT 检查？

　　TCT 是液基薄层细胞学检查（thin-prep cytology
test）的英文简称，是一种特殊的对宫颈细胞进行
检查以判断宫颈病变的检查方法。利用特制小刷子
刷取宫颈细胞，标本取出后立即洗入有细胞保存液
的小瓶中，通过高精密的杂质分离，并使滤后的上
皮细胞呈单层均匀地分布在玻片上，可提高识别宫
颈病变的灵敏度和特异度。主要检查有无宫颈异常
细胞，可检出几乎 100% 的宫颈癌。但是也容易受
很多因素的影响，导致细胞学满意率下降，影响诊
断率。

　　TCT 检查注意事项如下。

　　（1）避开月经期。

　　（2）检查前至少 48 小时内禁性生活、阴道灌
洗或使用阴道栓剂等。

　　（3）患宫颈炎或阴道炎患者，最好在治疗后

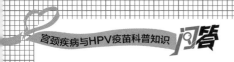

再进行检查。

（4）如发现原因不明的阴道流液或不规则的阴道出血，应立即检查。

55 HPV 会传染给下一代吗?

有可能。

女性感染低危型 HPV6 和 HPV11 时，可能在生产过程中感染婴儿，但较为罕见。

56 HPV 与 HIV 一样吗?

HPV（人乳头瘤病毒）和 HIV（人类免疫缺陷病毒）是完全不同的两种病毒。

HPV 存活于皮肤和黏膜上，可通过皮肤和性接触传播，几乎每一位有性生活的人都可能感染 HPV；而 HIV 存活于精液和血液等体液中，必须通过体液之间的交换传播，离开体液不能存活。

57 HPV 感染后如何提高自身免疫力？

　　要想提高自身免疫力吃保健品是没用的，要从日常生活点滴做起，必须保持良好的身体健康状况，饮食均衡、多吃蔬菜水果、多吃高蛋白的食物；保持中等量的运动；作息规律、不熬夜；戒烟、限酒等；适度做家务，不能劳累，身体健康才有好的免疫力，才能更好地防止 HPV 感染，防止宫颈癌发生。

58 肛门也会感染 HPV，你知道吗？

　　HPV 感染小到可以引起皮肤疣、生殖器疣，大到会引起宫颈病变甚至宫颈癌。但除了大家知道的宫颈病变，其实 HPV 也会在外阴、阴道、肛门等处引起癌前病变及癌变。

　　研究报道大约 88% 的肛门癌前病变和肛门癌与高危型 HPV 相关，其中 HPV16 占 72%、HPV18 占 5%。

　　尽管肛门和阴道离得很近，但是宫颈 HPV 阳性不一定就要检查肛门 HPV，当有如下情况之一时就需要行肛门细胞学及 HPV 检查：

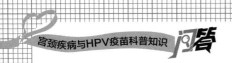
（1）长期肛交史。

（2）广泛下生殖道癌前病变（包括宫颈、阴道、外阴等）。

（3）肛周赘生物（如尖锐湿疣）。

（4）肛周色素减退伴瘙痒。

（5）肛门异常分泌物。

（6）免疫功能低下（如 HIV 感染、红斑狼疮、器官移植、糖尿病等）。

肛门检查需做细胞学检查和 HPV 检查，若有异常，也需要行阴道镜评估。

59 HPV 感染后会得外阴癌吗？如何预防？

外阴癌主要发生于老年妇女，尤其 60 岁以上者。最常见的为外阴鳞状细胞癌，占外阴恶性肿瘤的 90%，其他病理类型较罕见（包括基底细胞癌、佩吉特病、恶性黑色素瘤等）。好发部位为大阴唇、小阴唇和阴蒂。

外阴癌确切的病因仍然不明，但研究发现，HPV 不仅是宫颈癌的病因，还与外阴癌前病变及外阴癌也有相关性。

外阴癌的症状如下。

（1）外阴瘙痒、疼痛是外阴癌最常见的症状。久治不愈的顽固性瘙痒需引起警惕。

（2）外阴结节或肿物，可有破溃出血。

（3）排尿灼痛、困难，肿瘤累及尿道可影响排尿。

（4）腹股沟淋巴结肿大。

一旦出现可疑症状如外阴瘙痒、破溃、肿块等，无论是良性还是恶性病变，都要尽快至医院就诊。

60 高危型 HPV 阳性，需要切除子宫吗？

生殖道皮肤、黏膜都可能感染 HPV，就算切除子宫，宫颈癌是不会得了，但是还有阴道、外阴、肛周。不必为了预防没发生的疾病而去切除器官。

HPV 感染引起宫颈癌才需要切除子宫，浸润性宫颈癌要广泛子宫切除，除了子宫本身，还要多切除宫旁和阴道壁 3 厘米。如果是还有生育要求的年轻女性，且早期宫颈癌患者符合一定条件，也可以只做宫颈锥切，定期复查。

如果是宫颈癌前病变，如上皮内瘤变（CIN Ⅱ ~ Ⅲ级）或高级别鳞状上皮内病变（HSIL）、原位腺癌等，多数可以只做宫颈锥切，切缘没有病变累及者可以保留子宫。

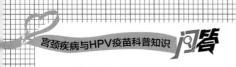

但是绝经后宫颈萎缩无法锥切，则建议直接切除子宫。即使能够锥切，我们也建议全子宫切除。因为绝经后雌激素缺乏，宫颈癌高发的宫颈上皮移行带会往颈管里面退缩，容易有隐藏的病变不被发现。这一类患者当中就有很多人锥切病理提示是 HSIL，但是全子宫切除下来的病理提示已经有癌变。

61 HPV 的致癌进程是怎么发生的？

80% 的女性一生中可能会感染 HPV，大部分是一过性的感染，在 1 ~ 2 年内可以自然消退，高危型 HPV 持续感染是宫颈病变的主要原因。

HPV 喜欢侵入皮肤、生殖器、肛门、口腔、咽喉等部位。当皮肤、黏膜有微小的破损，可能是小到肉眼看不见的破损，HPV 就会入侵。因为 HPV 非常小，人类的皮肤、黏膜到处都是入口。

当 HPV 在皮肤、黏膜上生存下来，性交、亲吻、握手、拥抱，任何一个皮肤和黏膜的接触，甚至通过公共用品的间接接触，都可以让 HPV 从一个人传播到另一个人。

HPV 通过黏膜微创伤进入黏膜基底层，潜伏于基底细胞中，等待机会致病。此时病毒数量低，普通方法难以检查出来。

如果 HPV 呈持续感染，随着基底层细胞分化成熟，产生大量病毒，上皮内病毒含量高，可引起细胞的形态学改变，易被检查到。

HPV 结构中的 E6 和 E7 蛋白，可使细胞增殖失去控制，继而发生癌变。HPV 中当致癌因子 E6、E7 蛋白要暴露身份时，常被 E2 蛋白暂时镇压住，从而逃避机体的免疫清除。

当 HPV 整合入细胞基因组后，E2 蛋白被破坏，E6、E7 蛋白便大显身手，让细胞无休止的过度增殖，发生宫颈癌前病变甚至癌变。

当然，战争并不总是 HPV 获胜的。事实上，大多数情况下，是人体的免疫力战胜 HPV。研究显示，80% 的人可以在两年内将 HPV 清除。

另一种情况，是势均力敌，HPV 与人体进入相持状态，这时上皮细胞没有病变，或只有轻微病变，HPV 检查呈阳性。

如果人体的免疫系统放松了警惕，或者出了状况，HPV 就有机会了。

在 HPV 感染宫颈，到细胞轻微病变，到癌前病变，最后致癌的漫长时间里，只要定期筛查，就能早发现病毒，发现细胞的早期病变，积极治疗，将病变阻断在癌变之前。

最好的预防是选择接种 HPV 疫苗，让人体产生对抗 HPV 的抗体。

总而言之，宫颈癌是目前唯一能够预防的癌症！疫苗注射固然有效，定期检查更至关重要！

第 3 篇

HPV 疫苗篇

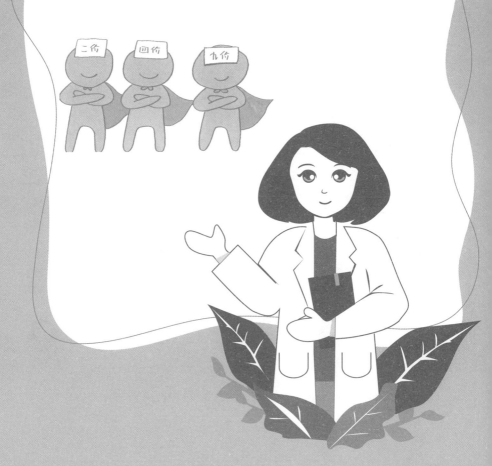

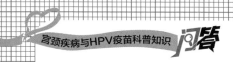
1 什么是 HPV 疫苗？

　　HPV 疫苗也叫宫颈癌疫苗，主要针对人乳头瘤病毒（human papilloma virus，HPV）。接种疫苗是预防 HPV 感染的有效方法，是防控 HPV 感染导致相关疾病的一级预防措施。HPV 疫苗主要诱导机体体液免疫反应，产生的中和性抗体在 HPV 进入机体时即可与病毒抗原结合，从而防止 HPV 感染。通过预防初次 HPV 感染和减少持续性 HPV 感染来阻断宫颈癌前病变的发生和发展。疫苗产生的抗体可透过血管壁，在局部上皮组织形成较高浓度。当 HPV 通过黏膜上皮的细微伤口接触基底层细胞时，位于上皮组织中的抗体即可与病毒结合，发挥中和作用。

2 HPV 疫苗真的有效吗？

　　有效。

　　世界卫生组织（WHO）于 2020 年发布《加速消除宫颈癌全球战略》，指出到 2030 年实现下列目标：

（1）90% 的女孩在 15 岁之前完成 HPV 疫苗接种。

（2）70% 的女性在 35 岁和 45 岁之前接受高效检测方法的筛查。

（3）90% 的癌前病变患者得到治疗和 90% 的宫颈浸润癌患者得到治疗和管理。

随着宫颈癌疫苗的广泛应用及三级预防的联动，最终能实现消除宫颈癌的目标。有数据表明，国外 HPV 疫苗临床应用多年后，宫颈癌的发生率从 1.64% 下降至 0.02%。因此，HPV 疫苗是真的有效。

3 HPV 疫苗有几种呢？

目前 HPV 疫苗有 3 种。2 价 HPV 疫苗，适合 9 ～ 45 岁女性接种；4 价 HPV 疫苗，适合 9 ～ 45 岁女性接种（目前国内建议 20–45 岁女性接种）。这两种疫苗都能预防 HPV16/18 引起的宫颈癌，4 价疫苗还能预防感染 HPV6/11 引起的尖锐湿疣。9 价 HPV 疫苗适合 9 ～ 45 岁，保护更加全面。

我国于 2016 年进口 2 价、2017 年进口 4 价、2018 年进口 9 价 HPV 疫苗分别上市，2019 年国产 2 价 HPV 疫苗上市。国产 2 价 HPV 疫苗是正式通过世界卫生组织认证的，效力和安全性是值得我们信任的。

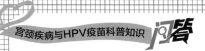
4 HPV 疫苗 2 价、4 价、9 价是什么意思?

　　2 价 HPV 疫苗是抗 HPV16、18，4 价 HPV 疫苗是抗 HPV16、18 和低危型 HPV6、11，低危型 HPV 主要引起生殖道尖锐湿疣；9 价 HPV 疫苗除了抗 HPV16、18、6、11 外，还抗 HPV52、58、31、33、45。2 价 HPV 疫苗可以预防 70% 的宫颈癌，9 价疫苗可以预防 92% 的宫颈癌，所以如果年龄合适，建议大家接种 9 价 HPV 疫苗。

5 交叉保护是什么意思?

　　接种 HPV 疫苗后会对一些疫苗未覆盖的 HPV 亚型感染也起到了保护作用，就叫做交叉保护。

6 不同疫苗各有什么优缺点?

　　2 价 HPV 疫苗的优点就是抗体滴度更高（HPV16 和 HPV18 的抗体是 4 价 HPV 疫苗的 3.7 和 7.3 倍）。

4 价 HPV 疫苗的优势在于比 2 价 HPV 疫苗多预防 2 种低危型病毒。

9 价 HPV 疫苗的优势是覆盖范围广，一共预防 7 种高危型 HPV 和 2 种低危型 HPV。

7 HPV 疫苗是怎样起效的?

当接种疫苗后，疫苗在体内诱发抗体，抗体透过血管壁，并在局部上皮组织达到较高浓度。当 HPV 通过黏膜上皮的细微伤口接触基底细胞时，位于上皮组织中的抗体就开始工作。这些抗体与 HPV 结合，从而发挥中和作用，清除体内的 HPV。

8 我国现可以接种的 HPV 疫苗是否能产生抗体?

在女性接种疫苗后，无论是 2 价 HPV 疫苗还是 4 价 HPV 疫苗（其中包括国产 2 价 HPV 疫苗），临床试验中产生的免疫原性均达到 96% ~ 100%。但不同年龄产生抗体滴度的数据还是存在一些差异

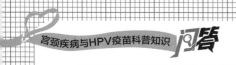
的。小年龄组接种疫苗后产生的抗体滴度要高于大年龄组。

国产 2 价 HPV 疫苗 9 ~ 14 岁女性接种后抗体滴度是 18 ~ 26 岁女性的 2 倍。进口 2 价 HPV 疫苗 9 ~ 17 岁女性接种后抗体滴度是 18 ~ 25 岁女性的 2 ~ 3 倍。

进口 4 价 HPV 疫苗 9 ~ 15 岁的男性和女性接种疫苗后的抗体滴度可达 16 ~ 26 岁女性的 1.4 ~ 2.8 倍。

因此，HPV 疫苗越早接种，获益越大。

9 HPV 疫苗接种后能够保护几年？

自 2006 年 HPV 疫苗上市以来，观察 8 ~ 10 年的数据，证实 HPV 疫苗在预防 HPV 各型相关疾病的临床试验中显示了 87.3% ~ 100% 的保护力。目前研究表明：HPV 疫苗在 8 ~ 10 年内是有效的。根据建模推测，任何一种疫苗估计至少都能保护 30 年。有研究对第一批疫苗接种者进行追踪随访，发现她们体内的抗体滴度下降很少，仍处于高水平。因此，HPV 疫苗的抗体水平远高于自然感染，保护时间非常长。

HPV 疫苗接种后可以保护多少年，需要由时间得出更有意义的结论。

10 已接种过 HPV 疫苗，几年后是否要加强免疫？

　　HPV 疫苗从它诞生至今已有 16 年了，接种后可以保护多少年还有待继续观察和总结，用时间来验证它的效果。

　　根据现有数据，进口 2 价 HPV 疫苗在国外已经有 9.4 年的随访研究，至今未发现一例相关病变。而 4 价 HPV 疫苗随访 14 年未发现病变。也就是说，接种 HPV 疫苗后至少 10 年内不需要加强接种。

11 什么时候接种 HPV 疫苗效果好？

　　在首次性行为之前接种，疫苗效力最大，疫苗在较年轻者中诱导的抗体滴度，通常高于年龄长者。在 17 岁前接种 HPV 疫苗，比起在 17 岁之后接种 HPV 疫苗，宫颈癌发病率更低。

　　不建议为了等待 9 价 HPV 疫苗，而延迟其他类型疫苗的接种时间。如果只有 2 价、4 价 HPV 疫苗，建议接种，越早接种，预防效果越好。因为预防效果和年龄有关，年龄越大预防效果会下降，强烈建议在性生活之前接种。

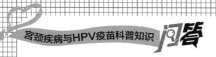

12 注射疫苗有年龄要求吗?

　　2 价 HPV 疫苗在 9 ~ 45 岁，4 价 HPV 疫苗在 9 ~ 45 岁，9 价 HPV 疫苗在 9 ~ 45 岁，早接种、早获益、早避免感染。需要注意的是女性 45 岁以后不再接种疫苗，这时候定期检查就尤为重要。

13 接种 HPV 疫苗有什么禁忌证吗?

　　计划怀孕、已经怀孕、哺乳期内均不能注射，但在接种期间发现怀孕的，不需要终止妊娠，停止之后的接种即可；急性感染、发热体温超过 37.8℃的不能接种；对蛋白质、酵母过敏的不能接种；已经患宫颈癌的不能接种。

14 HPV 疫苗要接种几针?

　　9 ~ 14 岁只需要注射 2 针，分别是第 1 针和 6 月后的第 2 针（第 0、6 月）；15 岁以上需要注射 3 针，2 价 HPV 疫苗为 0、1、6 月各 1 针，4 价、

9 价 HPV 疫苗为 0、2、6 月各 1 针。疫苗保护可以维持 8 ~ 10 年，目前不需要接种加强针。

15 接种 HPV 疫苗有什么不良反应吗?

　　可能会有不良反应，但反应很轻。美国 HPV 疫苗上市后监测数据显示，2009 ~ 2015 年期间美国有 6 千万人接种了 4 价 HPV 疫苗，只出现不到 2 万次不良事件。其中大部分表现为轻度的头晕、注射部位反应，只有很少一部分出现严重的头痛、恶心等不良反应。没有证据说明闭经、卵巢早衰和疫苗相关。另外，接种 HPV 疫苗不会提高严重不良事件，如不良妊娠结局、自身免疫系统疾病等。

16 接种了 HPV 疫苗就不会患宫颈癌吗?

　　不是的。
　　HPV 高危型有 13 种、中等风险型有 5 种，均可能导致宫颈癌。如果感染了 HPV 疫苗亚型之外的高危型和中等风险型仍可能患宫颈癌；如果在接

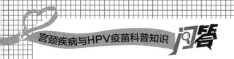

种前已经感染了HPV，也仍旧可能发生宫颈癌。建议尽早接种，没有性生活前接种更好。还有极少数种类的宫颈癌可能与HPV感染无关，接种了HPV疫苗不能预防这一类宫颈癌的发生。

在临床上，宫颈癌的高发年龄大多在45岁以后，有些甚至到60多岁，所以二级预防即宫颈癌筛查很重要。即便接种了宫颈癌疫苗，也要定期进行宫颈癌筛查。除疫苗接种外，还包括对女性进行避免危险性行为、定期筛查和治疗的健康教育。

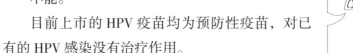

17 接种 HPV 疫苗能治疗 HPV 感染吗？

不能。

目前上市的 HPV 疫苗均为预防性疫苗，对已有的 HPV 感染没有治疗作用。

18 如何选择 HPV 疫苗？

首先年龄一定要适合，2价HPV疫苗在 9 ~ 45岁，4价HPV疫苗在 9 ~ 45岁，9价HPV疫苗在

9 ~ 45 岁。每种 HPV 疫苗都能够大幅度降低宫颈癌风险，甚至癌前病变风险。

19 对于 HPV 疫苗，选哪种比较好？

如何选择，因人而异。国际指南推荐，如不受经济地域影响，首选 9 价 HPV 疫苗。从价格方面考虑：2 价 HPV 疫苗最便宜，对 HPV16、18 有效率达 98.1%，4 价、9 价 HPV 疫苗对 HPV16、18 相关疾病有效率分别为 100%、99%，降低了生殖器疣及肛门、外阴、阴道病变的风险。从覆盖面来讲，9 价 HPV 疫苗最广。

20 男性可以接种 HPV 疫苗吗？

男性接种 HPV 疫苗可预防肛门癌、阴茎癌和口腔癌等肿瘤。4 价和 9 价 HPV 疫苗除了预防宫颈癌，还可以预防尖锐湿疣，特别是 9 价 HPV 疫苗可以预防肛门癌，这些都是男性需要注意的疾病。

美国建议 21 岁以下男性接种 HPV 疫苗，从研

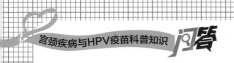

究结果来看男性接种 HPV 疫苗也有很好的效果。世界卫生组织推荐男孩采用两剂次接种（至少间隔 6 个月）。

国内 4 价 HPV 疫苗的临床试验数据主要来自 20 ～ 45 岁已婚女性，暂没有男性的实验数据为依据，所以不推荐接种。

21 接种疫苗前需要查 HPV 吗?

没有必要。

即便是 2 价 HPV 疫苗，针对的也是 HPV16、18 两种类型 HPV 感染，因此对于推荐接种的人群，还是有免疫作用的。而对于高危人群，能够预防其他类型的新发感染就显得更为重要。如果明确已经感染 HPV、出现宫颈病变，可以治疗后再接种。HPV 疫苗只有预防作用，并不能治疗 HPV 感染。

22 HPV 阳性，还能接种疫苗吗?

可以接种。

HPV 疫苗不能帮助清除病毒，不能阻断 HPV

引起病变的进程，是起到预防而非治疗作用。

不管是否感染过 HPV，都可以接种疫苗。例如，你感染过 HPV16，未来再次感染 HPV16 就会被疫苗保护，但不是 100%。另外，如果已感染的是 HPV52，打过 2 价 HPV 疫苗后有了 HPV16 和 HPV18 的保护力，今后感染 HPV16，疫苗的保护率还是接近 100% 的。

23 接种过 2 价、4 价 HPV 疫苗了，还需要接种 9 价 HPV 疫苗吗？

不建议再接种。

疫苗之间有交叉免疫功能，即使接种了，也必须进行正规的宫颈癌筛查。目前各个指南中均不建议在接种 2 价或 4 价 HPV 疫苗之后，重新接种 9 价 HPV 疫苗。

24 2 价、4 价、9 价 HPV 疫苗的预防情况及适种人群有哪些？

2 价 HPV 疫苗可以预防：HPV16、18。

划重点：2 价 HPV 疫苗能够有效预防宫颈癌。

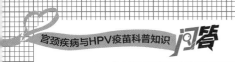

适种人群：9 ~ 45 周岁女性。即满 9 周岁可以开始接种第 1 剂；满 46 周岁后不再接种。

4 价 HPV 疫苗可以预防：HPV16、18、6、11，增加 2 种低危型主要能更早地预防尖锐湿疣等疾病的发生。

适种人群：9 ~ 45 周岁女性。即满 9 周岁可以开始接种第 1 剂；满 46 周岁后不再接种（目前国内建议 20 ~ 45 岁女性接种）。

9 价 HPV 疫苗可以预防：HPV 6、11、16、18、31、33、45、52、58。

适种人群：9 ~ 45 周岁女性（目前国内建议 9 ~ 26 岁女性接种）。即满 9 周岁可以开始接种第 1 剂。

25 宫颈病变治疗后可不可以接种 HPV 疫苗？

可以接种。

HPV 疫苗在预防特定亚型的 HPV 感染，继而减少宫颈癌前病变的发生，降低宫颈癌发病率的作用十分显著。现有研究证据已表明，为患有高级别 CIN 病变妇女治疗后提供预防性 HPV 疫苗，与未接种疫苗的对照组比较，有减少高级别 CIN 病变复发的风险。

26 接种 HPV 疫苗后，宫颈癌筛查是否就可以不查或者延长时间呢？

需要筛查，不建议延长时间。

对于接种过 2 价和 4 价 HPV 疫苗的人群来说，还有多个高危型没有覆盖到。即便对于接种过 9 价 HPV 疫苗的人群，同样有一些病毒亚型疫苗没有覆盖到，而且对 26 岁以上的人群保护效力也不确定，所以做好筛查仍然是非常重要的。

有性生活的女性，无论是否接种过疫苗，都需要定期进行宫颈癌筛查。已上市的 HPV 疫苗并未覆盖所有已知 HPV 高危型，虽然全球大样本分析数据显示大约 70% 的宫颈癌由 HPV16、18 导致的，90% 的宫颈癌由 7 种 HPV 高危型引起。9 价疫苗预防宫颈癌的有效性可达到 90%，但由于无法覆盖所有亚型，故无法达到 100% 的预防效果。

在我国，HPV 亚型分布具有很强的地域性。HPV16、18 致癌率最高，其次 HPV52、58，尤其是 HPV52 在我国部分地区的感染率超过了 HPV16。因此，接种疫苗后仍需要定期参加宫颈癌筛查。

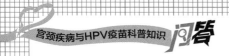

27 HPV 疫苗对宫颈癌的预防，有效果吗?

有效果。

目前国内上市的 2 价和 4 价 HPV 疫苗，能够防控 80% 宫颈癌风险；而 9 价 HPV 疫苗可以预防 90% 的宫颈癌风险。4 价、9 价 HPV 疫苗还能一定程度上预防生殖器官尖锐湿疣、外阴癌等其他可能由 HPV 感染引起的疾病。

28 接种了疫苗，可能会使细胞学检查的阳性率降低吗?

会显著降低。

研究发现与未接种 HPV 疫苗的女性相比，接种的女性中高级别细胞学涂片数量显著降低。完整接种疫苗的女性中，所有类型异常细胞学结果显著降低。

29 已经感染过 HPV 了，还能接种 HPV 疫苗吗？

可以接种。

HPV 感染所产生的抗体不足以预防相同类型 HPV 的再次感染，以及预防其他亚型 HPV 感染。因此，无论是否存在 HPV 感染，对适龄女性均推荐接种 HPV 疫苗。

30 有过性生活，接种 HPV 疫苗还有用吗？

有用。

HPV 疫苗在未发生性行为的女性中接种效果最佳。有性生活之后，感染 HPV 的风险显著上升。但有性生活史后接种疫苗仍可预防未感染的亚型。因此，即使有过性生活，只要在适龄范围内都建议接种 HPV 疫苗，且都能预防持续性 HPV 感染，进而预防 HPV 相关疾病。

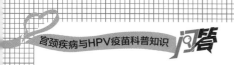
31 免疫功能低下或者 HIV 感染人群能否接种 HPV 疫苗?

可以，因为这些人群感染 HPV 风险更高。

32 之前有其他疫苗过敏的情况,能接种HPV疫苗吗?

有过敏史的人群要格外注意，如对蛋白质过敏不能接种 2 价 HPV 疫苗，对酵母过敏不能接种 4 价 HPV 疫苗。

33 经期能否接种HPV疫苗? 接种后是否会影响月经?

经期可以接种 HPV 疫苗。

当然，建议尽可能避开经期，因为很多人经期抵抗力下降，或有经期紧张综合征等不适，为避免接种者把这些不适症状归纳为接种疫苗的不良反应，专家建议月经期不接种。如果接种后月经马上来潮也不必担心，从理论上讲，HPV 疫苗不影响卵巢和子宫内膜功能。

34 有宫颈癌家族史的人群适合接种 HPV 疫苗吗？

非常适合接种。

遗传易感因素可能影响 HPV 感染的敏感性、持续性及宫颈癌的发展速度。环境因素是肿瘤发生的始动因素，而个体遗传特征决定了肿瘤的易感性。因此优先推荐遗传易感位点变异的适龄女性接种 HPV 疫苗。建议遗传易感人群在首次性行为之前接种，即有性生活后亦应尽早接种。

35 年龄在 9 岁~ 16 岁，是现在就接种 2 价 HPV 疫苗还是等到 16 岁后再接种 9 价 HPV 疫苗？

不需要等待！

早接种比不接种好，没有必要为 9 价 HPV 疫苗可能的保护效果，而错过最佳的疫苗接种时机。接种 HPV 疫苗越早、年龄越小，接种效果越好。9 价 HPV 疫苗目前扩龄至 9 ~ 45 岁。

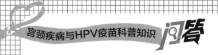

36 孕期、备孕期接种 HPV 疫苗有什么建议？

（1）近期计划受孕者，不推荐接种 HPV 疫苗，建议推迟至哺乳期后再行接种。

（2）建议完成最后 1 剂 HPV 疫苗接种后 2 个月内避免妊娠。

（3）HPV 疫苗接种期间意外怀孕，应停止接种，推迟至分娩后再行补充接种。

（4）若妊娠期间已完成接种，则无须干预。

37 接种 HPV 疫苗后 1 年不能怀孕，是真的吗？

错误的观点。

目前虽然没有发现 HPV 疫苗会显著提高不良妊娠风险，但倾向于接种 2 个月后再受孕，不过即便是接种完（无论是否全程）发现怀孕了，也不必担心，正常产检就行了。

38 由于怀孕、缺货等各种原因没有完成全程接种怎么办?

没关系。

等分娩、供应上之后补齐即可,一般限制在 1 年内接种是因为目前最长的接种周期研究只做到了 1 年,而不是超过 1 年就没有效果。

39 接种完第 1 针 HPV 疫苗后,第 2 针可以换一个疫苗品种继续接种吗?

不推荐。

目前不同品种的 HPV 疫苗互换使用的安全性、免疫原性或效力的资料十分有限,应尽可能使用同一种疫苗来完成整个免疫程序。

40 接种完第 1 针 HPV 疫苗后,第 2 针是否可以提前接种?

不能提前接种。

建议根据疫苗说明书上的接种程序完成接种。

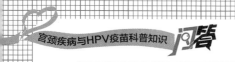

国产 2 价疫苗接种程序为 0、1、6 月。其中 9 ~ 14 岁女性可以选择 0、6 月的 2 剂接种程序。

进口 2 价疫苗接种程序为 0、1、6 月。

进口 4 价疫苗接种程序为 0、2、6 月。

进口 9 价疫苗接种程序为 0、2、6 月。

请大家根据接种卡的时间去医院接种，可以推迟，但不能提前。

41 国产和进口 HPV 疫苗，有什么区别？

目前国内上市的 4 价和 9 价 HPV 疫苗都只有进口的，而 2 价 HPV 疫苗则分为进口和国产 2 种。

首个国产宫颈癌 2 价 HPV 疫苗，也是世界第 4 款宫颈癌疫苗。相比进口 2 价 HPV 疫苗，国产 HPV 疫苗的主要变化体现在接种针次上：对于 9 ~ 14 周岁人群，只需接种 2 次即可。这是国内首次批准宫颈癌疫苗二针法。

与进口 2 价 HPV 疫苗相比，国产 2 价 HPV 疫苗的成本大大降低了，所以国产疫苗在保证效果一致的情况下，价格更划算。

42 HPV 疫苗推迟接种会不会影响效果?

在某些情况下，如发热、感冒、疾病期等原因未按时接种剩余的剂次，只需要按照规定的免疫程序，补种未完成的剂次，没有必要重新开始接种或增加接种的剂次。

43 剩余的 HPV 疫苗接种剂次可以不接种吗?

当然可以。

但是保护效果是会随着接种剂次增多而上升的，坚持全程接种，才能产生高效、长久的抗体。如果只接种了 1 针或 2 针，后面的不接种了，防护效果并不到位。

44 接种 HPV 疫苗，会感染 HPV 吗?

接种 HPV 疫苗不会感染 HPV。

HPV 疫苗是基因重组疫苗，没有致病性。HPV

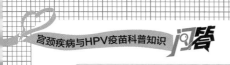

疫苗的主要成分是 HPV 的衣壳蛋白 L1，它长得像 HPV，但只是一个空壳，并不含有真正 HPV 致病物质——病毒 DNA。因此，HPV 疫苗没有致病性。

45 接种过程中发现怀孕，之前打过的疫苗会影响孩子的健康吗？

不会。

现有研究数据显示，接种疫苗后怀孕，不会影响孕妇和孩子的健康。

46 当 HPV 疫苗遇上其他疫苗，如何接种？

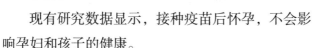

（1）目前不推荐同时进行 HPV 疫苗和其他疫苗接种。

（2）建议 HPV 疫苗与其他疫苗的接种间隔应大于 14 天。

（3）不要求 3 针 HPV 疫苗接种完才可以接种其他疫苗，HPV 疫苗和其他疫苗可以交替接种。接种间隔应大于 14 天。

47 26～45 岁还能接种 HPV 疫苗吗?

可以接种，但有争议。

在 2020 年关于 26～45 岁以上人群 HPV 疫苗接种的建议上，绝大多数协会和组织都保持一致，即建议大家和医生交流后再来决定疫苗接种对自己是否有足够高的性价比，在咨询交流的过程中，充分理解信息，然后医患共同决定。但美国癌症协会并不支持医患共同决定，认为 26 岁以上人群接种的效果甚微，不值得提倡接种。

48 超龄无法接种 9 价 HPV 疫苗，还有必要接种其他 HPV 疫苗吗?

有必要。

4 价和 9 价 HPV 疫苗，因为预防的种类较多，所以最受欢迎。2 价 HPV 疫苗虽然预防的 HPV 亚型较少，但是它预防的却是最危险的两个与宫颈癌最密切的 HPV16、18 的感染。对女性来说，如果超过了所选疫苗规定的年龄，还可以打 2 价 HPV 疫苗。目前，9 价疫苗扩龄至 9～45 岁。因此超过 26 岁也可以接种。

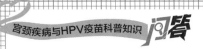

49 打完 HPV 疫苗后肢体疼痛或者皮肤发痒怎么办？

不严重的可以先观察，症状明显或者内心非常担心，可及时到医院就诊。

50 HPV 疫苗的接种间隔有最长时限规定吗？

没有。

HPV 疫苗接种时有最短间隔时间，即第 2 次和第 1 次的间隔至少应大于 4 周，第 3 次和第 2 次间隔必须大于 12 周，第 3 次和第 1 次的间隔必须大于 5 个月。

不必为推迟接种而困扰，即便被迫中断，也可补种，无须重新来过，只要按照规定完成其余剂次即可，不会影响免疫效果。只有完成 3 针后才能具有最好的保护力，建议尽量在 1 年内完成接种。

51 9 价 HPV 疫苗在扩龄吗？

根据国家药品监督管理局（NMPA）2022 年宣

布，9 价 HPV 疫苗适用年龄为：9 ~ 26 岁。但目前 9 价 HPV 疫苗新适应证已获国家药品监督管理局批准，适用人群扩展为 9 ~ 45 岁。

52 目前还有更多的 HPV 疫苗吗？

2022 年 3 月 16 日，国家药品监督管理局药品审评中心官网显示：15 价疫苗临床试验首次获批。该疫苗覆盖了 WHO 指出的全部 13 个 HPV 高危型（HPV16、18、31、33、35、39、45、51、52、56、58、59、68），是目前全球价型最高的在研 HPV 疫苗品种。

53 哺乳期可以接种 HPV 疫苗吗？

虽然目前临床试验还没有观察到接种疫苗后产生的血清 HPV 抗体会通过母乳分泌，但由于没有安全性研究数据，所以建议哺乳期还是暂缓接种。

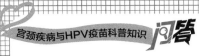

54 怀孕后可以接种 HPV 疫苗吗?

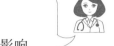

不推荐。

HPV 疫苗在理论上不会对妊娠造成不良影响,但从伦理方向考虑,无法实施临床研究评估,从而无法得出准确答案。国际上每个国家的指南都不推荐妊娠期女性预防接种 HPV 疫苗。若近期准备受孕,也建议推迟至哺乳期后再行接种。若接种后意外妊娠,应停止未完成剂次的接种,已完成接种者无须干预。

55 HPV 疫苗有必要接种吗?

有必要!

HPV 疫苗是针对 HPV 的预防性疫苗,可以预防宫颈癌和相关的下生殖道感染疾病,适龄女性接种是非常有意义的。

56 接种完 HPV 疫苗后，多久可以怀孕？

　　HPV 疫苗完全接种需要打 3 剂，一般 6 个月内完成，在完成最后一针 HPV 疫苗接种至少 2 个月以后怀孕。中国专家推荐 HPV 疫苗 3 剂接种后 3 ~ 6 个月后再怀孕。

57 50 岁女性还有必要接种 HPV 疫苗吗？

　　我们国家规定接种年龄到 45 岁为止，45 岁以上的女性不能再接种疫苗，因为 45 岁以上女性的免疫应答反应比较低，疫苗接种效果不好。另一原因 HPV 感染有两个高峰，一个是 17 ~ 24 岁，另一个是 40 ~ 44 岁，高危型 HPV 感染到最终发展成宫颈癌大概需要 10 多年时间，因此 45 岁以上女性接种意义不大，因此不再接种，而以宫颈癌筛查为主。

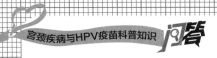

58 HPV 疫苗的作用是什么？

可以预防因感染高危型 HPV 引起的宫颈癌、阴茎癌、肛门癌、口腔癌等疾病。

59 哪些人不宜进行 HPV 疫苗接种？

（1）有过敏史，接种疫苗之前需和医生沟通。

（2）怀孕和哺乳期的女性不适宜接种，建议在接种 3～6 个月后再受孕，或者过了哺乳期后再进行接种。

（3）有凝血功能异常的女性最好不接种，需咨询医生。

（4）免疫力超低的人或正在接受癌症治疗的人不接种。

（5）用类固醇激素治疗的人群需慎用。

（6）感冒、发热或疾病急性发作期的人不能接种。

（7）月经期不适宜接种。

60 接种 HPV 疫苗前需要做哪些准备工作?

　　一些接种机构会要求提供 TCT 和 HPV 检查结果,但其实接种 HPV 疫苗前不需要做 TCT 和 HPV 检查,即使 TCT 和 HPV 检查阳性的适龄人群,还是建议接种 HPV 疫苗,即使有过宫颈病变或生殖器疣,也建议治疗后接种。

61 2 价 HPV 疫苗值得接种吗?

　　值得。

　　注射 HPV 疫苗是目前经过研究证明可以有效预防 HPV 感染的手段。2 价 HPV 疫苗虽然看着预防的亚型少,但有力针对了最危险的两类 HPV,性价比很高。除此之外,多项研究表明,进口与国产 2 价 HPV 都能对 HPV31、33、45 起到"交叉免疫"作用。简单理解就是,2 价 HPV 疫苗在抓捕 HPV16 和 HPV18 的过程中,把一些长得和它们很像的高危型 HPV 也给"就地正法"了。

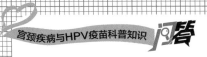
62 只接种了 1 ～ 2 剂 HPV 疫苗有效果吗?

　　由于各种原因只接种了 1 剂或 2 剂,没有接种完全,那预防效果没有 3 剂都接种的好,最好接种完成。

63 如果 HPV 疫苗效力下降,怎么办?

　　不管有没有接种 HPV 疫苗,或是接种的时间长短,医生建议有性生活的女性要定期做宫颈癌筛查,包括 TCT 和 HPV 检查。HPV 疫苗＋定期宫颈癌筛查,双管齐下,可以更好地预防宫颈癌。

64 接种完 3 针 HPV 疫苗后就一定不会有宫颈病变吗?

　　不是的。

　　目前所有的 HPV 疫苗均为预防性疫苗,对已有的感染或者病变无任何治疗作用,并且现有疫苗也不能预防所有高危型 HPV 持续感染所引起的宫颈病变。另外研究表明,有 6% ～ 10% 的宫颈鳞癌和 20% 以上的子宫颈腺癌检查为阴性，可能与 HPV 感染无关。所以不能说接种了 HPV 疫苗就不会患宫颈癌。对于成年女性，预防宫颈癌，除了接种 HPV 疫苗以外，还需要定期进行宫颈癌筛查。

65 接种 HPV 疫苗后，需要检查抗体吗？

目前并没有权威机构发布对接种后抗体检查的推荐建议。

对于宫颈癌预防而言，尚未确定各类型 HPV 的最低保护性抗体水平，国内外也暂无检查 HPV 抗体的标准试剂，所以接种后难以进行 HPV 抗体检查。HPV 疫苗不能预防所有高危型 HPV 感染，因此，对于有性生活的女性，即便接种过 HPV 疫苗，仍需定期接受宫颈癌筛查。

66 接种 HPV 疫苗后，出现常见的不良反应如何处理？

（1）加强观察，一般不需任何特殊处理，适当休息，多喝开水，注意保暖，防止继发其他疾病。

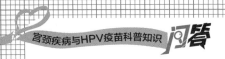

（2）局部不良反应一般不需任何处理，经过适当休息，即可恢复正常。

（3）较重的局部炎症可用干净的毛巾热敷，每天数次，每次 10 ~ 15 分钟可助消肿，减少疼痛。

（4）全身反应严重的可对症处理，如高热、头痛可服用解热镇痛药。

（5）高热不退或伴有其他并发症者，则应密切观察病情，必要时送医院观察治疗。

67 接种疫苗后出现哪些情况需要就诊？

（1）接种疫苗后出现 ≥ 38℃的发热，特别是高热不退时。

（2）注射部位出现了严重的红肿、疼痛明显，甚至化脓。

（3）出现过敏性皮疹、过敏性紫癜、过敏性休克、血管性水肿等异常反应。

68 接种 HPV 疫苗期间可以进行性生活吗？

可以的。

但是要注意避孕，一旦发现怀孕就不要继续接种，剩余的针剂哺乳期后再接种。

69 接种 HPV 疫苗可以提前或推迟吗？

可以推迟，不能提前。

相对而言，2 剂次之间的长间隔时间比短间隔时间所产生的免疫效果好。

HPV 疫苗属于吸附剂疫苗，由于佐剂的存在，抗原的吸收及排泄较慢，抗体产生也比较迟，接种间隔以 1 个月以上为宜。如果接种针次短于规定的最小接种间隔时间可减弱抗体应答，该疫苗应视为无效接种。

70 哪些情况需要推迟接种 HPV 疫苗？

患严重疾病、慢性疾病的急性发作期，以及发热者应推迟接种。具体情况请咨询接诊医生。

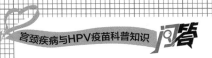

71 宫颈疾病做宫颈锥切术后还需要接种 HPV 疫苗吗?

需要。

HPV 自然感染所产生的抗体不足以预防相同亚型 HPV 再次感染。子宫颈锥切术后,接种 HPV 疫苗对感染的女性有显著的保护效力。

72 接种 HPV 疫苗前需要做检查吗?

适龄女性无论是否感染 HPV,接种之前无须常规行 TCT 及 HPV 检查。

接种 HPV 疫苗并不代表后期不会感染,仍需按时进行宫颈癌筛查。

73 HPV 疫苗如何预约接种?

HPV 疫苗主要在社区卫生服务中心接种,可以打电话预约。

74 年纪轻轻就确诊了宫颈高级别病变，还能接种疫苗吗？

当然可以。

即使已经罹患宫颈高级别病变甚至宫颈癌等疾病，也可通过接种疫苗来预防再次感染 HPV 或者感染其他亚型 HPV，有效降低宫颈高级别病变的复发风险。

75 HPV 疫苗会导致卵巢早衰吗？

2018 年一项大样本研究发现 HPV 疫苗和卵巢功能不全之间没有相关性。2020 年一项研究表明 HPV 疫苗和不孕之间并没有显著关系。

美国疾病控制预防中心的官网上明确写道：没有证据表明 HPV 疫苗会导致生育问题。

HPV 疫苗的目的就是预防 HPV 感染导致的宫颈病变甚至宫颈癌，从这个角度出发，也间接保护女性的受孕能力。

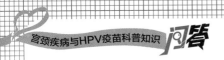

76 HPV 疫苗有并发症吗?

　　疫苗注射后常见的不良反应是局部疼痛、红肿、发热、头晕恶心、头痛或乏力感、肌肉关节疼痛。

　　HPV 疫苗作为宫颈癌的一级预防已超过 10 年，即便是比较新的 9 价 HPV 疫苗，也已经临床研究证明其安全性，可谓相当成熟了。最近的一次大样本随机对照实验研究也发现该疫苗是有效且安全的。

主要参考文献

陈春林 . 中国宫颈癌临床诊疗与大数据 . 中国实用妇科与产科杂志，
　　2018，34(1)：25-29.

宫颈癌检测新建议 . 医师报 .2013 年 01 月 12 日 .

姜波玲，卢媛 . 宫颈癌 HPV 预防性疫苗的研究进展 . 国际妇产科学杂
　　志，2018，45(5)：527-530.

金丽琴，李恩春，沈源明，等 . 意外发现的宫颈癌不同补救方式对预
　　后的影响 . 现代妇产科进展，2019，28(10)：769-770.

九价人乳头瘤病毒疫苗说明书 .

李明珠，赵昀，李静然，等 .2019 ASCCP 基于风险的子宫颈癌筛查结
　　果异常的管理共识解读 . 中国妇产科临床杂志，2020，21(4)：446-
　　448.

廖光东，姚强 . 人乳头瘤病毒感染与生育相关问题 . 实用妇产科杂
　　志，2018，34(2)：84-85.

刘萍 . 中国大陆 13 年宫颈癌临床流行病学大数据评价 . 中国实用妇科
　　与产科杂志，2018，34(1)：41-45.

茅亚楠，尤志学 .ASCCP2019 妊娠期子宫颈高级别上皮内病变的管理
　　解读 . 现代妇产科进展，2020，29(10)：109-114.

乔友林 . 中国妇女人乳头瘤病毒感染和子宫颈癌的流行病学研究现状
　　及其疫苗预防前景 . 中华流行病学杂志，2007，28(10)：937-940.

双价人乳头瘤病毒疫苗说明书 .

四价人乳头瘤病毒疫苗说明书 .

宋丹，孔为民，张同庆，等．宫颈癌治疗后高危型人乳头瘤病毒转阴与预后关系研究．中国实用妇科与产科杂志，2017 年 10 月 25 日．

魏丽慧，乔友林．预防子宫颈癌百问百答．北京：人民卫生出版社，2018.

谢辛，等．妇产科学（第 9 版）．北京：人民卫生出版社，2018.

严蓉蓉，袁江静，王玉东．2020 年美国癌症协会普通风险人群的子宫颈癌筛查建议解读．中国实用妇科与产科杂志，2020，36(12)：1177–1183.

张为远，吴玉梅．宫颈病变与宫颈癌．北京：人民卫生出版社，2012.

长三角宫颈癌及女性下生殖道感染防控联盟．子宫颈癌免疫预防转诊策略．肿瘤综合治疗电子杂志，2021，7(4)：31–36.

赵旭晔，崔勇，姜淑芳，等．高危型人乳头瘤病毒 E6/E7mRNA 检测在宫颈癌筛查中的意义．中华医学杂志，2014，94(43)：3432–3435.

中国感染病相关专家组．HPV 感染疾病相关问题专家共识（2017）．医学研究生学报，2017，30(12)：1238–1241.

中国抗癌协会妇科肿瘤专业委员会．子宫颈锥切术后高危型人乳头瘤病毒阳性者规范化管理的专家共识．中国实用妇科与产科杂志，2021，37(6)：650–653.

中国医师协会全科医师分会．子宫颈癌筛查结果异常人群社区管理专家建议．中国全科医学，2021，24(17)：2117–2121，2126.

中华医学会妇科肿瘤学分会，中国优生科学协会阴道镜和宫颈病理学分会．人乳头瘤病毒疫苗临床应用中国专家共识．中国医学前沿杂志（电子版），2021，13(2)：1–12.

中华医学会妇科肿瘤学分会．人乳头瘤病毒疫苗临床应用中国专家共识．中国医学前沿杂志（电子版），2021，13(2)：1–12.

中华预防医学会妇女保健分会．子宫颈癌综合防控指南．北京：人民卫生出版社，2017.

周晖,王东雁,罗铭,等.FIGO 2018妇癌报告——子宫颈癌指南解读.中国实用妇科与产科杂志，2019，35(1)：95-103.